General Physician
循環器診察力腕試し
達人の極意, マスター！

室生 卓

金芳堂

まえがき

　本書は循環器領域の身体所見を手軽に勉強してもらうために，これまでの筆者の経験をもとにまとめたものである．楽しめるように『あなたならどうする，どう診る』形式のクイズ本にした．

　言うまでもないことだが，最近の画像診断の進歩は著しく，それは循環器領域も例外ではない．いままで見えなかったものが見えるようになり，平面視しかできなかったものが立体的に見えるようになった．身体所見は診療の基本とはいうものの，「身体所見などとらなくても，エコーやＣＴをみれば，はるかに正確な情報が得られるじゃないか」という声も聴かないわけではない．では身体所見はもはや不要か？　筆者はむしろ逆だと考える．当たり前のことだが，身体所見は非侵襲的である．そして放射線被曝もなく，もちろん造影剤も使わないから安全この上ない．その上，身体所見から得られる情報はリアルタイムで，しかもほとんど道具も使わず，どこでも何度でも所見をとれる．ＣＴはもちろん，エコーといえども毎日施行するのは困難だし，ベッドサイドや外来，いわんや在宅で施行しようと思ったら大変だ．一方で，画像診断の進歩は身体所見の精度を上げるのに有効だ．身体所見を古典的な指標ではなく，最新の定量的な指標と比較することで，新たな知見が得られるのではないかと筆者はひそかに期待している．

　筆者には二人の師匠がいる．一人は元神戸市立中央市民病院循環器センター部長で，前大阪市立大学医学部循環器内科教授，現在は西宮渡辺心血管センター院長の吉川純一先生，もう一人は元バッファロー大学臨床准教授のJules Constant氏である．本書の中にも吉川先生は『師匠』として，Constant氏は実名で登場する．筆者の身体所見の基礎はほぼ100％この二人の師匠から手ほどきを受けたものであり，そもそも身体所見に興味をもったのもこの両氏の影響である．したがって，本書の内容は両氏の著書と内容的に大いに重複するが，これは当然といえば当然のことである．最近は『循環器 physical examination 講習会』を通じて，善通寺病院の福田信夫先生や榊原記念クリニックの羽田勝征先生にご指導いただいており，さらには『日本の聴診の父』ともいえる坂本二哉先生にも直接間接のご指導を受けている．書面を借りて，諸先輩方のこれまでのご指導に厚く御礼を申し上げたい．

　本書は視診触診編，心音編，心雑音編，番外編からなっており，いずれも症例提示のあと設問があり，その解説解答という構成だ．設問は４つの選択肢から一つだけ選んでいた

だくという設定だが，あまり気負いこまずにソファに寝転がって，スナック菓子でもつまみながら，あるいはビール片手に読んでいただければと思っている。

　さて，話は変わるが筆者の出身地である名古屋の名物に『ひつまぶし』というものがある。食べたことがある方も多いと思うが，ひつまぶしはうなぎ丼の一種で，3通りの食べ方ができることで知られる。最初は普通にうなぎ丼として，2杯目はノリやきざみネギなどの薬味と一緒に，3杯目はお茶漬けにして食べる。本書も最初は普通に前から問題を解きながら読み，2回目は興味のあるところや実際に遭遇した疾患の項目を拾い読み，3回目は巻末の索引から逆に読んでみてもいいと思う。このため索引には本文中に出てくるエピソードに使われている用語も盛り込んであり，引きたい箇所の'あたり'をつけるのにも使え，それなりに楽しめるのではないかと自負している。いずれにせよ，ひつまぶしのように，いろんな味わい方をしていただければ幸いである。皆様にとって，そばにおいて折に触れてちらっと読み返すような本となれば筆者冥利に尽きるというものである。

2012年8月

室生　卓

目 次

まえがき

パート1　視診，触診編

1. 冷たくなった手 — 3
2. 温かくなった手 — 7
3. へこむ拍動を探す — 11
4. 頸を見る — 13

Column　Nohria-Stevenson の分類 — 18

5. 下から上へ膨隆する頸部拍動 — 19
6. 長く触れる脈 — 23
7. 大きく減衰が早い脈 — 25
8. 心尖拍動を触れるだけで!? — 29
9. ダブルで触れる心尖拍動 — 33

Column　左室肥大 — 36

10. 手のひらで心臓を触る — 37

パート2　心音編

1. 心音のセンス？ — 43
2. 心房細動に大きなⅠ音 — 47

Column　犬とボーリングと聴診 — 52

3. 「ドッキリ!?」 — 53
4. Ⅱ音が響く？ — 57
5. Ⅱ音「ダッタカ」!? — 59
6. 若きアスリートの心尖部過剰心音 — 63
7. 左側臥位，心尖部でのみ聴こえる低調な音 — 67

パート3　心雑音編

1. 73歳の収縮期雑音 — 73
2. 風邪で受診しただけなのに — 77
3. 胸骨右縁の拡張期雑音 — 81
4. Ⅱ音をまたぐ雑音？ — 85
5. 行ったり来たり雑音 — 87

パート4　番外編

1. Ⅰ音の大きな分裂 ———————————————————— 93
   - Column　BAV ———————————————————— 96
2. 拡張型心筋症のⅡ音分裂 ———————————————— 97
   - Column　心臓再同期療法 ——————————————— 100
3. 心房中隔欠損で聴かれた往復雑音？ ———————————— 101

日常診療で使える一言集 ——————————————————— 104
得点表 ———————————————————————————— 106
点数評価 ——————————————————————————— 106
索引 ————————————————————————————— 107

パート1

視診，触診編

1 冷たくなった手

　心不全で入院3日目の70歳，男性。当初あった呼吸困難は改善しており，利尿剤の静注で尿量も得られている。しかし，診察に際して手を触ると昨日より冷たい。

　昨日は血圧126/70mmHg，脈拍72/分，整，今日は血圧114/70mmHg，脈拍80/分，整。5年前冠動脈バイパス術を受けている。

Q1　病態をどう考える？
1. 冷え症
2. 肺うっ血の増強
3. 心拍出量の低下
4. 手を触るのは患者が喜ぶから

Q2　治療は？
1. 利尿剤増量
2. 利尿剤の量は維持
3. 利尿剤減量
4. カテコラミン追加

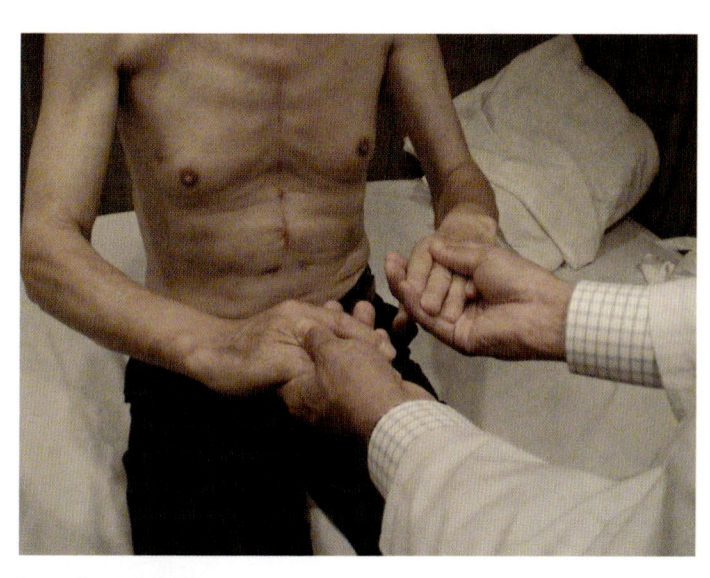

【図1】手を触る

> **解説**

　Physical examination で所見をとるときにまず何をするか？　これは状況によって異なるが，基本的なパターンは持っておいたほうがよい．筆者は患者さんの手を触ることにしている（**図1**）．手指，特に指尖を触るのは末梢循環を評価するためだ．心臓は全身に血液を送るが，心不全になって心臓のポンプ機能が障害され，心拍出量が低下すると，臓器灌流が障害される．このとき脳や心臓，あるいは腎臓などの中枢臓器は血流が保たれ，末梢臓器の血流が減る，いわゆる血流の再配分が起こる．心拍出量の低下は末梢の皮膚温の低下として触診で感知できる．特に本症例のように昨日まで温かかったのに今日は冷たい，というときは血行動態の変化を反映している可能性が高い．

　心不全の病態は複雑だが，血行動態の把握には Frank-Starling の法則（**図2**）が有用だ．Frank-Starling の法則は，肺うっ血の増強や補液などの前負荷（左室拡張末期圧）上昇により心拍出量は増加し，低下すれば減少するという単純なものだ．

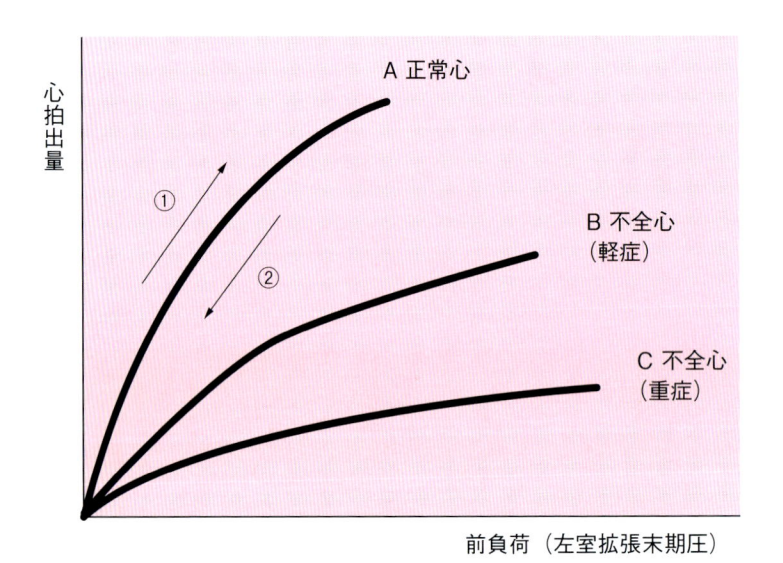

【図2】Frank-Starling の法則

Frank-Starling の法則（図2）

　前負荷の増加に伴い，心拍出量は増加する．補液をすれば前負荷は増大し，心拍出量は増える（矢印①），一方，利尿などで前負荷が低下すれば心拍出量は低下する（矢印②）．心拍出量の変化の程度は心機能によって異なり，正常心では前負荷のわずかな増加でも心拍出量の増加は大きく（A），不全心では前負荷の増加に対する心拍出量の増加は相対的に少ない（B）．さらに，高度に心機能が低下している状態では，前負荷の増加に対してほとんど心拍出量は増加しない（C）．

Frank-Starlingの法則からわかるように不全心では，心拍出量を維持するためにはある程度前負荷を必要とする．逆にいえば前負荷の低下は低心拍出量状態を惹起するおそれがある．したがって，うっ血性心不全急性期に，うっ血をとる（すなわち前負荷軽減）ために利尿剤を用いた場合には，次に起こるべき事態として低心拍出量状態を想定しておく必要があるわけだ．前述のごとく，臓器循環不全の最も早いサインは末梢皮膚温の低下だから，温かかった手指に冷感が出現してきたらそろそろ低心拍出量状態を考え，うっ血が改善しているならば利尿剤の減量を検討すべきだ．

　本症例の場合，昨日の時点で末梢の冷感はなく，末梢循環不全のない状態，すなわち心拍量は保たれていたが，今日は手指が冷たく，心拍出量が低下してきていることが想定される．低心拍出量状態を示唆する所見は，末梢の冷感以外に低血圧，脈圧の低下，頸動脈拍動の振幅の低下（☞**p.26**）などがある（**表1**）が，きわめて非特異的で見逃されやすいので注意が必要だ．

【表1】低心拍量状態を示唆する所見

- 四肢の冷感
- 脈圧の低下　（収縮期血圧−拡張期血圧）/ 収縮期血圧　＜　25％
- 低血圧　　　　　収縮期血圧　＜　100mmHg
- 頸動脈拍動の振幅の低下
- 疲労倦怠感

解答

A1 病態をどう考える？

1. **冷え症**………………………………………………………… ×0点
　昨日まで冷え症が出なかった人が急に冷え症になる，ということはありえない．それは「症」ではない．

2. **肺うっ血の増強**…………………………………………… ×0点
　呼吸困難は改善しており，利尿もついていることから，肺うっ血の増強は考えにくい．

3. **心拍出量の低下**…………………………………………… ○3点
　心不全の経過中，末梢の皮膚温が下がってくることがある．これは経過が良好なときに起こりやすい．Frank-Starlingの法則から考えれば，心拍出量が低下していることを示唆する所見である．血圧の低下，脈拍の増加はそれを支持する．

4. **手を触るのは患者が喜ぶから**…………………………… △1点
　気持ちはよくわかるが，これは診察ではなくスキンシップである．
　なお，臨床の現場で最も大切なことは，医療者と患者のヒューマンリレーションシップである．確かに患者さんの手を触ると多くの場合喜んでくれる．その意味で選択肢4は間違いではないので1点としよう．

A2 治療は？

1. **利尿剤増量** …………………………………………………………… ×0点
   利尿がついて心拍出量は低下してきている。利尿剤増量はナンセンス！
2. **利尿剤の量は維持** ……………………………………………………… △1点
   多くの臨床の現場ではこのような判断がなされている可能性がある。同じ現状維持でも減量を考えつつならば1点としよう。
3. **利尿剤減量** …………………………………………………………… ○3点
   手指は冷たくなってきており，心拍出量は低下してきている。手指の冷感のみならず，血圧低下傾向，脈拍増加傾向にあり，この調子で利尿すれば脱水状態となる。利尿剤の減量ないしは経口への切り替えを考慮すべき時期である。
4. **カテコラミン追加** ……………………………………………………… ×0点
   心不全の治療経過としては順調である。カテコラミンを必要とする場面ではない。

本症例の一言

"昨日より手が冷たくなったら心拍出量は落ちている"

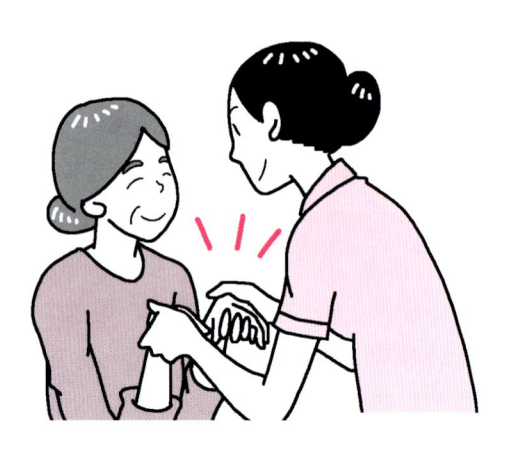

2 温かくなった手

70歳，男性。うっ血性心不全で昨夜緊急入院。入院時，肺野に湿性ラ音著明，下腿に浮腫を認め，手指は冷たかった。酸素吸入，利尿剤にて利尿は得られ，今朝は呼吸困難は著明に改善している。肺野の湿性ラ音，下腿浮腫は残るものの昨夜より軽快している。手指は温かい。これまで心不全の診断を受けたことはない。

入院時血圧 140/86mmHg，脈拍 86/分，整，今日は血圧 130/80mmHg，脈拍 76/分，整。

Q1 入院時，手指が冷たかったのが，本日，温かくなったのをどう考える？
1. 冷え症が治った
2. 心拍出量が増えた
3. 看護師のやさしさで気持ちが安らいだ
4. 交感神経の緊張がとれた

Q2 どうする？
1. 利尿剤はもう必要ない
2. 利尿剤を増やすべき
3. カテコラミンが必要
4. 現在の治療を続行

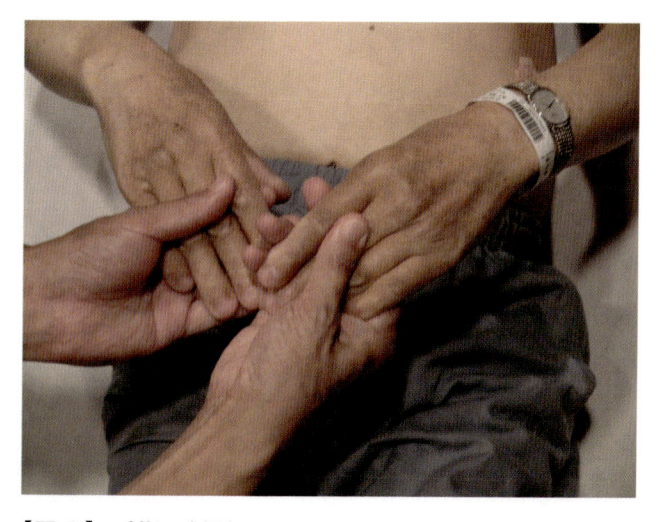

【図3】手指の触診
手指の触診では特に指尖を触る。

解説

　前項では，手指の冷感は末梢循環不全を示唆する重要な所見であると解説した。このサインは臨床的にも非常に有用だが，いくつかの例外があることを覚えておいてほしい。それは寒い日，クーラーのきいた部屋，甲状腺機能低下症，冷え症，レイノー現象，交感神経の緊張などで，これらの場合，心拍出量が低下していなくても手指は冷たくなる。このうち，しばしば問題になるのが交感神経の緊張だ。確かにわれわれも緊張をしいられたとき，たとえば人前で発表するとき，夫婦げんかをしたとき，恋を告白するとき，万馬券が当たりそうなとき（筆者は競馬はしないので知りませんが）などなど，日常的に交感神経が緊張する場面は多々ある。そのときに手を触ってみると冷たくなっている。

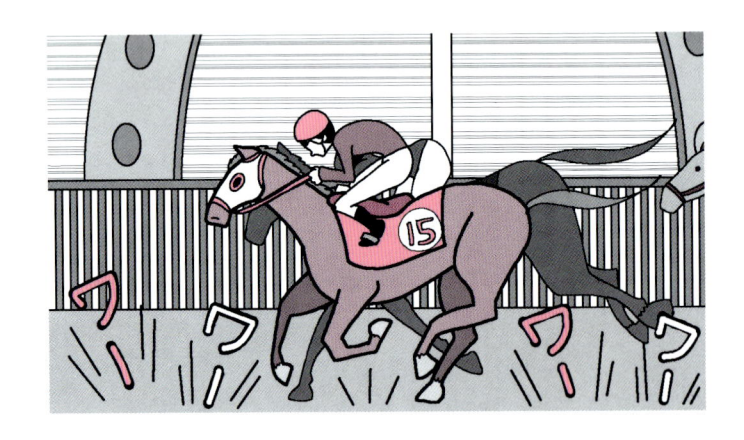

　さて，この交感神経の緊張だが，このうち最も重要で厄介なのが心不全急性期だ。心不全はいわば生命の危機だから，通常，交感神経は非常に緊張しており手指は冷たくなる。つまり，心不全急性期は手指の冷感で低心拍出量を診断することはできないということになる。これは残念ながら本当だ。ではどのようなときに手指の触診は有効なのか？　ここは発想の転換が必要だ。すなわち，冷たいことを低心拍出量とするのでなく，温かいことを心拍出量が保たれている，と考えるわけ。手指が温かいならば最低限の心拍出量は保たれていると判断してまず大丈夫だ。

　本症例は初発の急性左心不全である。肺野の湿性ラ音，浮腫からいっ水状態，すなわち，前負荷は十分すぎるほどかかっている。また，一方，血圧は保たれており，利尿剤への反応も良好であったことから，低心拍出量状態ではなかったと考えられる。この状況で利尿剤を用いてうっ血性心不全は軽快しているわけだから，翌日は入院時より前負荷は低下している。前出のFrank-Starlingの法則から考えれば，心拍出量は低下しているだろう。しかしながら手指は温かくなっている。これは，心拍出量が増えたと考えるよりは，心不全急性期で亢進していた交感神経の緊張が，病状および自覚症状の改善などとともに緩和されたと考えるのが妥当だ。

解答

A1 入院時，手指が冷たかったのが，本日，温かくなったのをどう考える？

1. 冷え症が治った ……………………………………………………… ×0点

    冷え症の定義の問題だが，通常は日々の変化で治ったとか治らないとはいわないだろう。

2. 心拍出量が増えた ……………………………………………………… △1点

    確かに末梢は温かくなり，また，血圧が入院時より低下しているから，左室後負荷の低下により心拍出量は増加した可能性は否定できない。しかし，利尿により左室前負荷は低下していることと，初回心不全での緊急入院という背景を考えれば，交感神経の関与がより大きいと考えられる。

3. 看護師のやさしさで気持ちが安らいだ ……………………………… △1点

    心不全での初回入院，症状や病態もさることながら，患者の不安は計り知れないものがある。交感神経の緊張にはこの不安も大きく関与しているだろう。このような状況でやさしい看護を受けることは，正に「地獄で仏に会う」思いだったかもしれず，病態の改善に大いに寄与している。とはいえ，病状の主態ではないから1点。

4. 交感神経の緊張がとれた ……………………………………………… ○2点

    前述のごとく急性心不全ないし慢性心不全急性増悪では，ほぼ間違いなく交感神経は高度に緊張状態にある。このため，心不全による低心拍出量状態になくとも手指は冷たいのが普通だ。

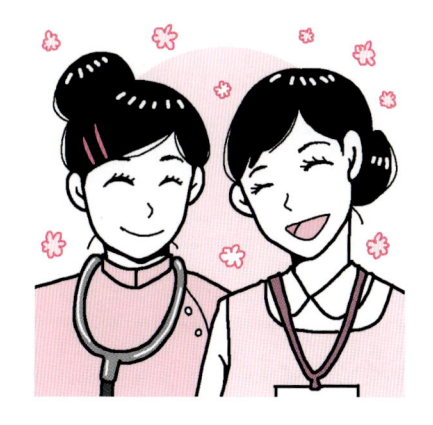

A2 どうする？

1. **利尿剤はもう必要ない** ……………………………………………………… △ 1点

   状態は改善しているようだが，湿性ラ音，浮腫もあることから水分過剰は依然ある。手指の冷感がないことから，臓器循環不全はなく腎血流は保たれている。この時点で利尿剤をやめても利尿は得られる可能性があるが，あえてそうする必要はないだろう。

2. **利尿剤を増やすべき** ………………………………………………………… △ 1点

   浮腫，湿性ラ音が残っており，利尿剤への反応はよさそうだから，さらなる利尿を期しての増量もよいかもしれない。しかし，注意すべきは血管内の水分と血管外の水分の乖離である。利尿剤は血管内水分を減少させることが主たる作用であり，直接的に細胞外血管外水分を減らすわけではない。浮腫や肺水腫などでみられる増加した血管外水分の減少はこれらが血管内へ移動してはじめて達成されるということを銘記しておく必要がある。つまり，血管内水分の減少に対し，血管外水分の減少は時間的に遅れるわけだ。この傾向は膠質浸透圧が低下した状態，すなわち低アルブミン血症では著明である。また急激な利尿も同様に血管内水分と血管外細胞外水分の乖離を引き起こす。

3. **カテコラミンが必要** ………………………………………………………… × 0点

   カテコラミンは心収縮力を増強し，心拍出量を増加させる目的で使う。本症例では手指が温かく臓器灌流不全はないと考えられるため，ここであえてカテコラミンを使用する必要はない。

4. **現在の治療を続行** …………………………………………………………… ○ 2点

   湿性ラ音，浮腫が残り，一見治療効果不十分に見えるが，手指は温かく臓器循環不全がないことから，今の血行動態で利尿剤に対する反応は十分期待できる。入院時に手指が冷たかったのは，交感神経の緊張が大きく関与している。すなわち，心不全急性期はしばしば交感神経の緊張のため心拍出量が保たれていても手指が冷たくなる。また，2でも述べたごとく，血管外細胞外水分の減少と血管内水分の減少は時間差があることから，急激な利尿は避け，血管外水分を血管内に移動させつつ利尿をかけるのがよいだろう。

本症例の一言

"温かい手に末梢循環不全なし"

3 へこむ拍動を探す

　75歳，男性。高血圧にて通院中。本日定期受診，特に自覚症状なし。座位で頸部に拍動は観察できないが，臥位（枕をしている）で収縮期に陥凹する拍動が観察され，呼吸性の変動があり，その拍動の上端を観察することができる。

　血圧 140/82mmHg，脈拍 72/ 分，整。

Q 正しいのは？

1. 大動脈弁狭窄
2. 頸静脈圧（jugular venous pressure：JVP）は上昇している
3. JVP は正常
4. この情報では JVP の判断はできない

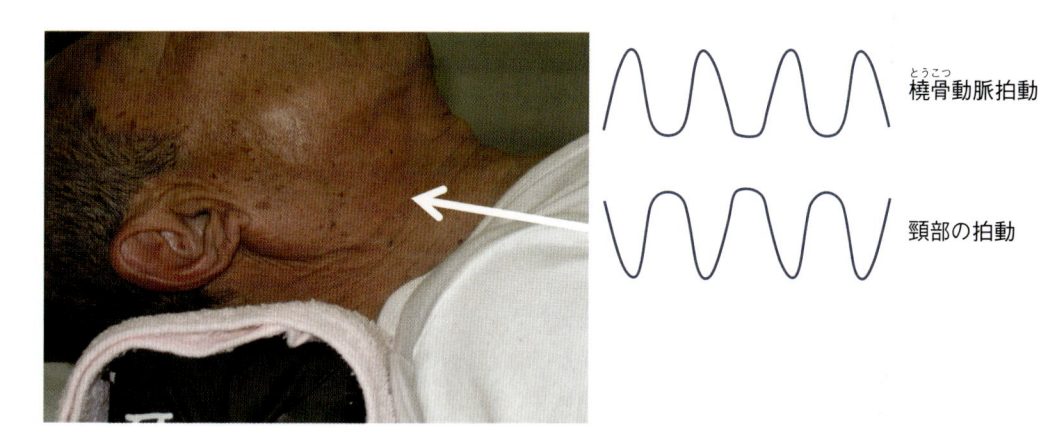

【図4】頸部の観察（臥位）

解説

　頸静脈を見る最大の目的は頸静脈圧（jugular venous pressure：JVP）を推定することだ．JVPは頸静脈から右房への経路に狭窄や閉塞がなければ中心静脈圧（central venous pressure：CVP）及び右房圧（right atrial pressure：RAP）に等しい．さて，その観察だが，外頸静脈は力んだりすることによって怒張するため，できれば内頸静脈を見たい．内頸静脈拍動の同定には，正常の内頸静脈拍動の有する3つの特徴「頸静脈3原則」を知っておくと便利だ（**表2**）．

【表2】頸静脈3原則

- 体位による変動がある（臥位で見えて座位で見えない）．
- 呼吸性変動がある（通常，吸気で位置が下がる）．
- 収縮期に陥凹する．

　さて，本例では，観察される頸部の拍動は座位で見えずに臥位で見え，呼吸性変動を認め，収縮期に陥凹する．すなわち，「頸静脈3原則」を満たしており，正常頸静脈拍動といえる．

解答

A 正しいのは？

1. 大動脈弁狭窄 ……………………………………………………………… ×0点
   大動脈弁狭窄は頸動脈拍動の遅脈が診断に有用だ．静脈は関係ない．
2. 頸静脈圧（JVP）は上昇している ……………………………………… ×0点
   臥位で拍動の上端が確認できれば，JVPは正常と判断できる．
3. JVPは正常 ………………………………………………………………… ○2点
   頸静脈拍動が臥位で観察され，さらに，臥位で枕をした状態で拍動の上端が観察できれば，JVP正常と判断できる．
4. この情報ではJVPは判断できない ……………………………………… ×0点
   「頸静脈3原則」を満たしており，その上端が観察できることから，JVPは推定可能だ．

本症例の一言

"頸静脈は体位と呼吸で変わるへこむ拍動"

4 頸を見る

66歳，男性。陳旧性心筋梗塞（半年前のエコーで左室駆出分画40％），糖尿病，高血圧にて外来通院中。本日，定期外来受診。自覚症状の変化は特にないという。座位で頸部に拍動があり，橈骨動脈拍動を触れながら観察すると収縮期に陥凹する。呼吸性変動はわずかだがあり，臥位になるとその拍動は見にくくなる。

血圧 148/88mmHg，脈拍 80/分，整。

Q1 正しいのは？
1. 中心静脈圧は 20cmH$_2$O 以上
2. 大動脈弁逆流を合併している
3. 高度三尖弁逆流を合併している
4. 肺うっ血はない

Q2 どうする？
1. 即入院のうえ，治療
2. 利尿剤を増やして外来フォロー
3. 通常通りの診療，内服薬も変更なし
4. 心電図，胸部X線，緊急採血検査

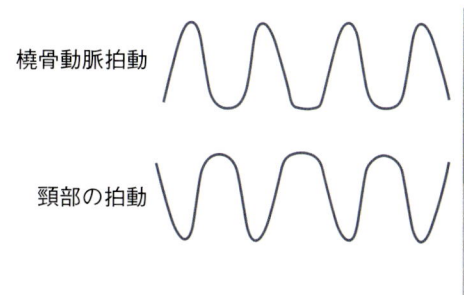

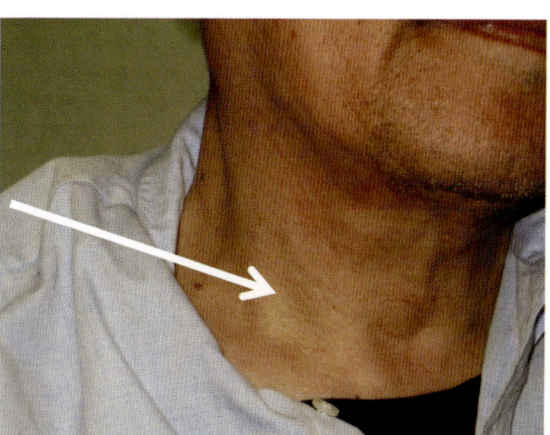

【図5】頸部の観察（座位）

> **解説**

　頸静脈圧（jugular venous pressure：JVP）の上昇は右心系負荷所見だが，臨床的にはうっ血性心不全（CHF）の所見としてきわめて重要で，自覚症状に先行して認められることが多い。

　JVPは右房の位置から頸静脈拍動までの垂直距離と考えることができる。**図6**を見てほしい。正常では臥位で見えているが，この場合は心臓の位置からの垂直距離は5cm前後である（A）。45度の斜位で頸部に頸静脈拍動が見えている場合，その心臓からの垂直距離はおよそ10cm程度であり，JVPは正常上限と考えられる（B）。座位で見られる場合はその距離は普通の体格の人なら20cm以上，小柄な人でも15cmはあり，JVPは著明に上昇していると考えることができる（C）。

　さて，本症例だが，座位で頸部に拍動を認め，収縮期に陥凹している。また，呼吸性変動と体位による変動は明瞭ではないが少しあるようだから，「頸静脈3原則」（☞**p.12 表2**）からすれば，この拍動は正常ではないが頸静脈拍動といえる。正常といえないのは座位で見える点だ。座位で頸静脈拍動が見える場合，前述のようにJVPは20cmH₂O以上と考えて間違いない。本症例のように基礎心疾患（陳旧性心筋梗塞）があり，糖尿病，高血圧と危険因子を有している場合，JVP上昇はCHFを示唆する重要な所見であり，このまま放置はできない。CHFの存在の確認と重症度評価，さらにはその原因を追及すべきだ。CHFの原因となるのは水分過剰摂取，感冒や過労，アルコール多飲，塩分過剰摂取などだが，虚血性心疾患を忘れてはならない。特に糖尿病患者，高齢者では症状を伴わないこと（無症候性心筋虚血）が多く注意を要する。したがって，症状に変化はないとのことだが，改めて最近の生活の状況，飲酒機会や外食の頻度，体調の変化や胸部不快感の有無などを詳しく問診するとともに，胸部X線や心電図の変化，BNP，トロポニン等を含めた検査が必要であろう。

　臥位になると拍動が見えにくくなるのは，JVPが高いため臥位では拍動が頸部よりはるか上に来るためだ（**図7**）。

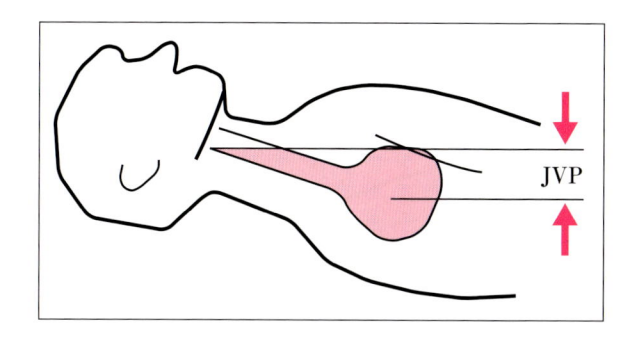

A．仰臥位
仰臥位で頸静脈拍動が見え，その上端が確認できる場合，右房と頸静脈拍動の垂直距離は小さくJVP上昇はない。

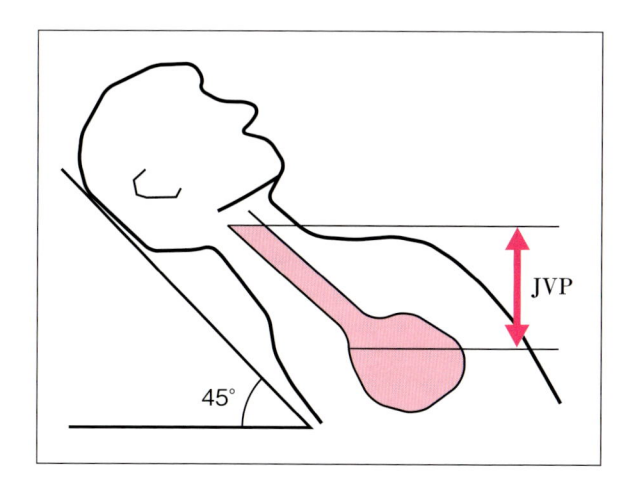

B．45度斜位
斜位で頸静脈拍動が見える場合，右房と頸静脈拍動の垂直距離は臥位に比し大きくJVPはやや上昇している。

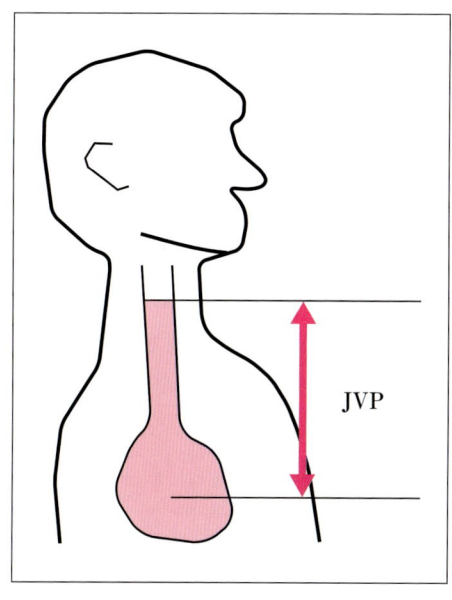

C．座位
座位で頸静脈拍動が見える場合，右房と頸静脈拍動の垂直距離は大きくJVPは著明に上昇している。

【図6】体位とJVPの関係
A．臥位，B．45度斜位，C．座位。頸静脈が頸部に見えていても体位によりJVPは異なる。

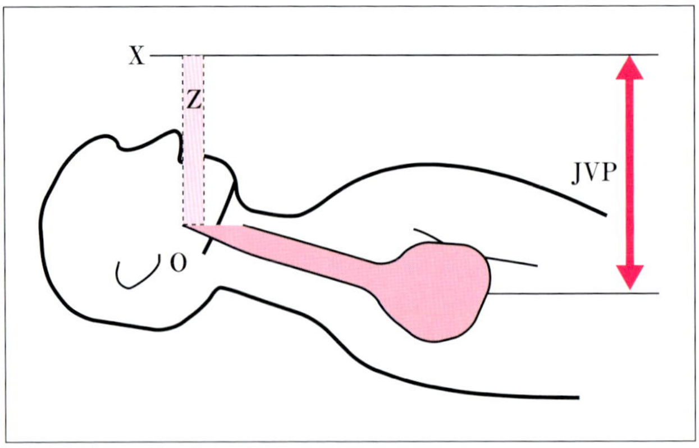

【図7】JVP が非常に高い時の臥位での状況

JVP が非常に高いため，下顎（O）でも頸静脈は緊満していて拍動は観察しにくい。下顎より仮想の血管（Z）を想定すれば，顔面のはるか上方 X で波面を形成していると考えられ，右心房との垂直距離（JVP）は大きい。

解答

A1 正しいのは？

1．中心静脈圧は 20cmH₂O 以上 …………………………………………… ○ 2点
   座って頸静脈が見えれば CVP は 20cmH₂O 以上だ。
2．大動脈弁逆流を合併している…………………………………………… × 0点
   大動脈弁逆流は頸動脈拍動の大脈や二峰性脈が特徴的であるが，本症例とは関係ない。
3．高度三尖弁逆流を合併している………………………………………… × 0点
   三尖弁逆流では頸静脈拍動で収縮期に陽性波が認められるが，本症例では収縮期に陥凹が認められるので高度三尖弁逆流の可能性は低い。
4．肺うっ血はない…………………………………………………………… × 0点
   JVP 上昇は CHF の重要なサインである。肺うっ血の可能性は高い。

A2 どうする？

1. 即入院のうえ，治療 …………………………………………………………… △ 1点
   CHF の可能性が高く入院も必要かもしれないが，服薬忘れや水分過剰のみならば外来フォローでもよいだろう。
2. 利尿剤を増やして外来フォロー ………………………………………………… × 0点
   結果的に利尿剤を投与することになるかもしれないが，それでも新たな心筋虚血など重篤な病態の除外が必要だ。
3. 通常通りの診療，内服薬も変更なし …………………………………………… × 0点
   医者，少なくとも循環器医はやめたほうがいいと思う。
4. 心電図，胸部X線，緊急採血検査 ……………………………………………… ○ 3点
   CHF をきたしている可能性が高く，新たな心筋虚血や炎症など原因を探るべきである。

本症例の一言

"座位で内頸静脈が見えたら CVP20cmH$_2$O 以上"

Column　Nohria-Stevensonの分類

　ベッドサイドで心不全の血行動態を把握する方法として，伝統的にForresterの分類が用いられてきた。Forresterの分類は心拍出量(心係数)を縦軸に，肺動脈楔入圧(PCWP)を横軸にとって，心不全の血行動態を2×2＝4分類するもので広く普及している（図8）。しかし，これは元来，急性心筋梗塞の際の血行動態をスワンガンツカテーテルで判断するもので，ベッドサイドで評価するものではない。そこで，これをベッドサイドの身体所見で評価できるように応用したのがNohria-Stevensonの分類だ（表3）。Nohria-Stevensonの分類ではForresterの分類上の心拍出量の評価を'warm（心拍出量が保たれている）or cold（低心拍出量状態）'で，PCWPの軸を'wet（うっ血あり）or dry（うっ血なし）'で評価する。つまりForresterの分類のⅠ型（心係数＞2.2L/min/m^2，PCWP＜18mmHg）はNohria-Stevensonの分類上'warm-dry'，同様にⅡ型は'warm-wet'，Ⅲ型は'cold-dry'，Ⅳ型は'cold-wet'となる。

　Nohria-Stevensonの分類を実際にしてみよう。Wetを示唆する所見は肺うっ血を示す所見だから，呼吸困難(特に夜間発作性呼吸困難)，肺野の湿性ラ音，Ⅲ音の聴取などの所見から判断するわけだが，筆者は頸静脈の怒張をまず見る。'warm' or 'cold'の評価も手足の冷感を用いる。すなわち，本書の第1例，第2例はNohria-Stevensonの分類を実践したものともいえる。評価の注意点は本文を参照してほしいが，この2つを用いるとNohria-Stevensonの分類は非常に簡単お手軽にできる。

[文献] Nohria A, et al. J Am Coll Cardiol 2003;41:1797-1804

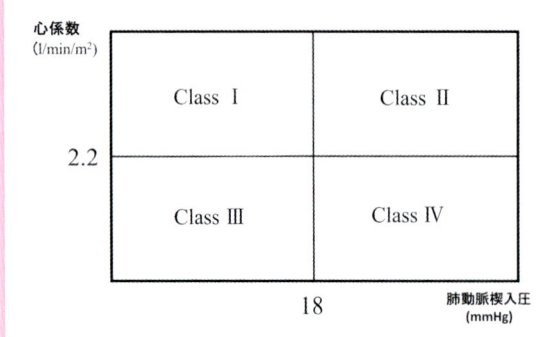

【図8】Forresterの分類
急性心筋梗塞の血行動態をスワンガンツカテーテルを用いて分類するもので心係数のcut-off値は2.2L/min/m^2、肺動脈楔入圧のcut-off値は18mmHgとして4つのサブセットに分類する。

【表3】　Nohria-Stevensonの分類－心不全の血行動態は

		うっ血所見 なし	うっ血所見 あり
低心拍出量 低灌流所見	なし	dry-warm	wet-warm
低心拍出量 低灌流所見	あり	dry-cold	wet-cold

5 下から上へ膨隆する頸部拍動

　75歳，女性，僧帽弁狭窄症，心房細動にて外来通院中だったが，2，3日前から風邪気味だった．昨夜，呼吸困難のために臥位がとれなかったため，本日外来を受診．現在，呼吸困難はない．座位で頸部に，収縮期に鎖骨上窩あたりから頸部に向かって（下から上へ）膨隆する拍動が観察され，臥位になるとその拍動は消失する．呼吸性変動は乏しい．
　血圧 108/68mmHg，脈拍 108/分，不整．

Q1 正しいのは？
1. 中心静脈圧は 10cmH$_2$O 以下
2. 大動脈弁逆流を合併している
3. 高度三尖弁逆流を合併している
4. 肺うっ血はないか，あっても軽症

Q2 どうする？
1. 入院のうえ，酸素吸入，利尿剤投与
2. 気管内挿管のうえ，人工呼吸管理
3. 現在の定期薬で経過観察
4. 水分補給を指示

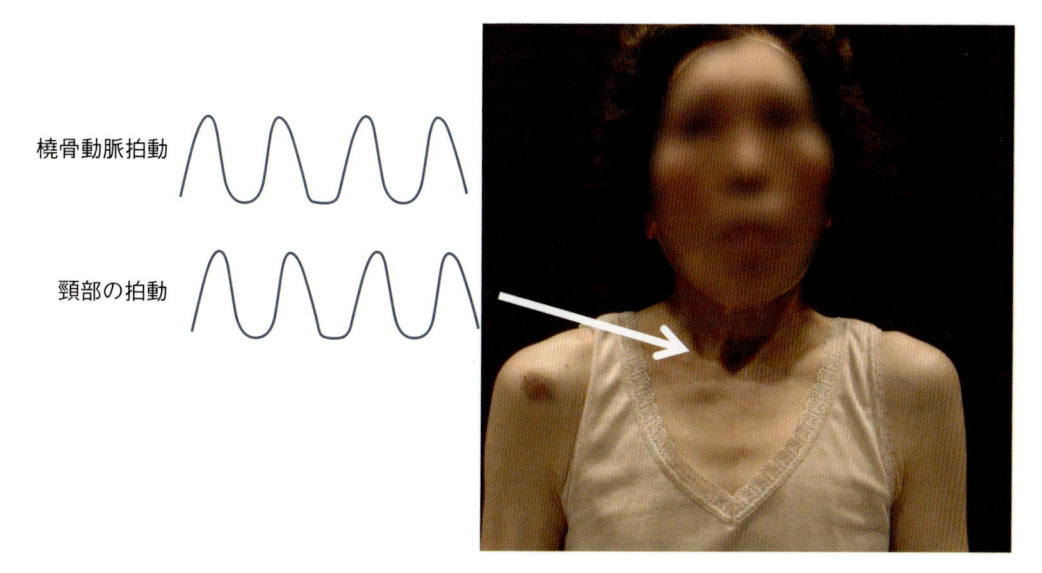

【図9】座位で頸部に下から上への拍動

解説

　頸静脈拍動は「波」（頸静脈波）だ。波は水に潜ってしまうと見にくく，水面がいちばんよく見える。頸静脈波は心臓がつくった波が頸静脈に伝播したもので，我々は皮膚を介してその水面を観察しているというわけだ。では，その水面はどこか？　それはJVPによって決まる（☞p.15図6）。CVPおよびJVPの正常値が5〜7cmH$_2$O程度だから，正常ならば心臓の高さ（ゼロ点）から5〜7cmのところに波動が見える。ゼロ点は通常ベッドの面から10cmないし，第4肋間中腋窩線を用いる。つまり，高さ10cmの枕をすれば，枕の面がゼロ点となり，そこから拍動の中心までの垂直距離がJVPとなるわけだ（図10）。筆者はこれを「枕法」と呼んでいる。JVPが正常ならば頸静脈拍動はちょうど下顎の少し下あたりに拍動が見える。JVPが非常に高ければ，頸静脈拍動は患者の頭上で波をつくることになり臥位では見えない。つまり，潜った状態では波が見えないのと同じだ（☞p.16図7）。一方，低ければ波動は鎖骨付近に観察されるが，脱水となれば枕をしていては観察できない。

　さて，本症例は僧帽弁狭窄症の75歳，女性だが，僧帽弁狭窄といえば左室への血液流入障害があり，左房圧が上がりやすい病態だ。心疾患のある人は過労や風邪，アルコール多飲などがうっ血性心不全（CHF）の引き金となるが，本症例でも風邪が引き金となって心不全をきたしたようだ。夜中に呼吸困難のために臥位がとれないのは，夜間発作性呼吸困難（paroxysmal nocturnal dyspnea：PND）が強く疑われる。PNDはCHFに特徴的できわめて重要な所見だ。受診時は呼吸困難がないが，CHFを想定する必要がある。

　さて，診察所見だが，『座位で頸部に，収縮期に鎖骨上窩あたりから頸部に向かって（下から上へ）膨隆する拍動が観察され，臥位になるとその拍動は消失する』とあるがこれは何だろう。動脈拍動か？　動脈拍動ならば収縮期の膨隆は正しいとしても「下から上へ」というのはおかしいし，座位で見えて臥位で見えなくなるのもおかしい。とすれば頸静脈拍動となる。しかし，頸静脈波ならば収縮期に陥凹するはずだ。ここで頸静脈波が収縮期に陽性を示す例外を覚えてほしい。それは高度三尖弁逆流である。重症の三尖弁逆流では頸静脈波で収縮後期の陽性波（v波）が見られる（図11）。

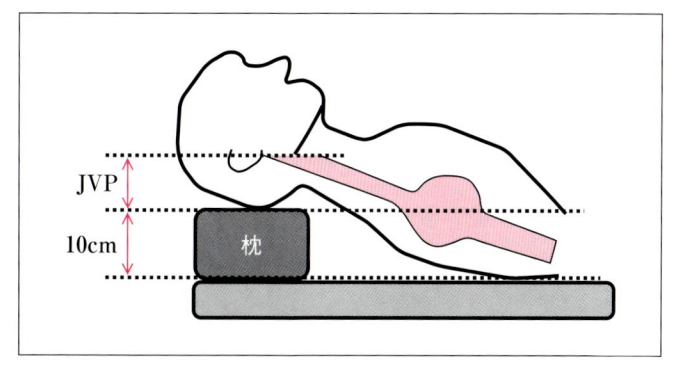

【図10】頸静脈波によるJVPの推定
10cmの枕をすればその上面はゼロ点とできるので，JVPはそこから頸静脈拍動の中心までの垂直距離となる。

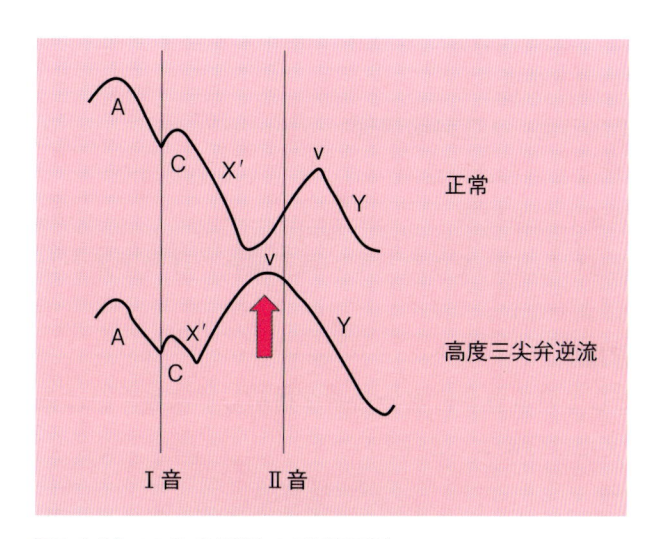

【図11】三尖弁逆流の頸静脈波
正常（上段）では収縮期に観察されるのは下降する動き（X'）だが，高度三尖弁逆流（下段）では収縮後期に増大したv波（矢印）が見られ，陽性波が観察できる。

解答

A1 正しいのは？

1. 中心静脈圧は 10cmH₂O 以下 …………………………………………… × 0点
   座位で頸静脈波が確認できた場合，JVP は 20cmH₂O 以上である。
2. 大動脈弁逆流を合併している …………………………………………… × 0点
   大動脈弁逆流は頸動脈拍動の大脈や二峰性脈が特徴的であるが，本症例とは関係ない。
3. 高度三尖弁逆流を合併している ………………………………………… ○ 3点
   頸静脈拍動が収縮期陽性波を呈する疾患に三尖弁逆流があることを覚えておこう。
4. 肺うっ血はないか，あっても軽症 ……………………………………… × 0点
   昨夜 PND があり，JVP の上昇があるわけだから，CHF が疑われる。

A2 どうする？

1. 入院のうえ，酸素吸入，利尿剤投与 …………………………………… ○ 3点
   PND があり，頸静脈拍動から，CVP20cmH₂O 以上，高度三尖弁逆流がある病態であり，入院加療が望ましい。
2. 気管内挿管のうえ，人工呼吸管理 ……………………………………… × 0点
   現在呼吸困難はないわけだから，そこまでやる必要はない。
3. 現在の定期薬で経過観察 ………………………………………………… × 0点
   感冒をきっかけに CHF をきたしている。現在，呼吸困難がないからといってそのまま帰してはよくない。
4. 水分補給を指示 …………………………………………………………… × −2点
   CHF をきたしている患者に水分補給を指示してはさすがによくない。医者をやめることを考えたほうがよいかも。

本症例の一言

"頸静脈の収縮期陽性波は三尖弁逆流"

6 長く触れる脈

68歳，男性。検診で心雑音を指摘されて来院。頸動脈をそっと触れると，拍動を長く触れる感じがして，またピークに達するのが遅い。

血圧 138/80mmHg，脈拍 76/分，整。

Q 考えられるのは？

1. 大動脈弁逆流
2. 大動脈弁狭窄
3. 正常
4. 僧帽弁逆流

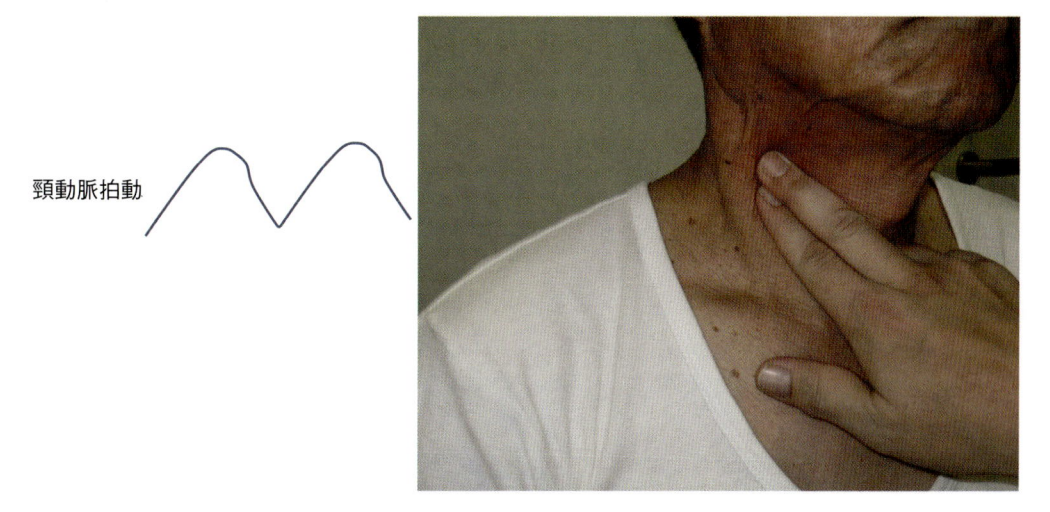

【図12】頸部の触診
頸動脈拍動は長く触れる感じ。

解説

本項から頸動脈の触診に入ろう。頸動脈の触診はあまり重視されていないどころか，一部の人からは危険視さえされているようだが，そうだろうか？　頸動脈エコーの普及によりそのプラークの存在がクローズアップされ，触診に際して塞栓症を誘発するとの懸念だろうが，では触診に比し頸動脈エコーは安全なのか？　圧迫に関してはプローベも指も同じことだろう。しかし触診はあくまで柔らかくすべきで，指を頸動脈に乗せて拍動に合わせて動かすような感じで触ろう。触知の仕方は人によっていろいろだが，筆者は示指，中指を使っている（図12）。左右同時に触診するのは避けよう。それから触診に際しては患者さんに一言「頸部の脈を触りますよ」と断ってからにすべきだ。

さて，頸動脈拍動だが，触っただけで診断できる特徴的なパターンを示す疾患もある。その代表は大動脈弁狭窄（aortic valve stenosis：AS）だ。ASでは頸動脈波は立ち上がりが遅く，いわゆる「遅脈」を呈する。遅脈はその名のとおり，ピークが遅れる脈だ。正常の頸動脈拍動は触ると収縮早期に「パン」と一瞬触れ，速やかに減衰する。一方，遅脈ではピークに達するのが遅く，また長く触れる（図13）。触っただけで「Ope適のASや！」と，かつて筆者の師匠は言ったが，そこまではいかなくてもASを疑うことができれば情報としてはきわめて有効だ。また，ASでは頸動脈拍動で振戦を触れることがありこれをshudderという。

解答

Ⓐ 考えられるのは？

1．**大動脈弁逆流** ………………………………………………………… ×0点
  大動脈弁逆流の頸動脈波は大動脈弁狭窄とまったく逆で，早くて（速脈）大きな脈（大脈）となる。

2．**大動脈弁狭窄** ………………………………………………………… ○2点
  解説で触れたとおり，大動脈弁狭窄では脈の立ち上がりが悪く，ピークが遅れる。

3．**正常** …………………………………………………………………… ×0点
  正常の頸動脈拍動は収縮早期に触れて減衰も早い。

4．**僧帽弁逆流** …………………………………………………………… ×0点
  僧帽弁逆流では頸動脈波は振幅が小さくなるが，立ち上がりはよい。

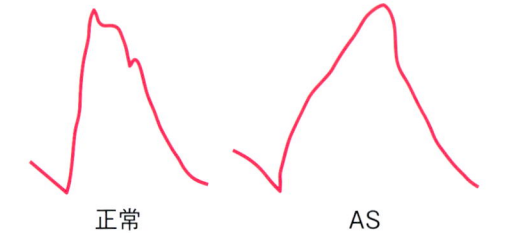

本症例の一言
"長く触れる脈はAS"

【図13】正常な頸動脈拍動（左）では収縮期に『ポン』と短く脈を触れるのみだが，大動脈弁狭窄の頸動脈拍動（右）では拍動の立ち上がりが悪く，ピークに達するまでの時間が長い。

7 大きく減衰が早い脈

68歳，男性。検診で高血圧を指摘され受診。頸動脈を触れると非常に触れやすく，脈も大きいが，減衰は早い。

血圧 176/64mmHg，脈拍 70/分，整。

Q1 考えられる血行動態は？
1. 収縮期前方拍出量は増加し，左室収縮は正常ないし亢進している
2. 収縮期前方拍出量は低下し，左室収縮は正常ないし亢進している
3. 収縮期前方拍出量は増加し，左室収縮は低下している
4. 収縮期前方拍出量は低下し，左室収縮は低下している

Q2 考えられるのは？
1. 肥大型心筋症
2. 正常
3. 大動脈弁逆流
4. 僧帽弁逆流

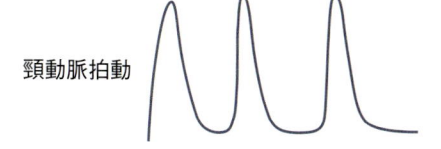

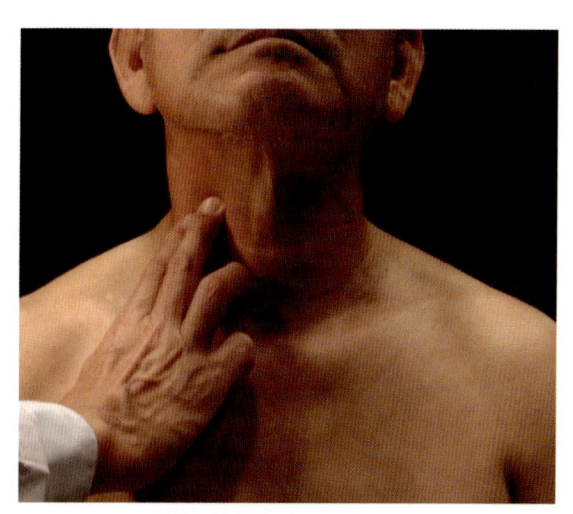

【図14】頸動脈の触診
頸動脈拍動は脈が大きく，減衰が早い。

解説

　頸動脈の触診に際して意識するポイントは2つある。それは「振幅」と「速さ」だ（**図15**）。「振幅」は脈の大きさで，収縮期前方拍出量を反映する。すなわち，大動脈弁逆流（AR）や甲状腺機能亢進など，収縮期前方拍出量が増加した状態では大きくなる。逆に拡張型心筋症や僧帽弁逆流などの収縮期前方拍出量が低下した病態では小さくなる。もう1つのパラメーター「速さ」は脈の立ち上がりの良し悪しだ。早いのは左室収縮力が保たれている状態を反映し，遅いのは収縮力が低下している状態を反映する。収縮力の保たれている大動脈弁逆流や僧帽弁逆流では早く，拡張型心筋症や広範前壁梗塞など収縮障害があると遅くなる（**表4**）。

　注意しなければいけないのは，この2つのパラメーターは大動脈弁狭窄がないことを前提とすることだ。大動脈弁狭窄があると，左室からの駆出が妨げられるため，頸動脈拍動に左室の状況が反映されない。

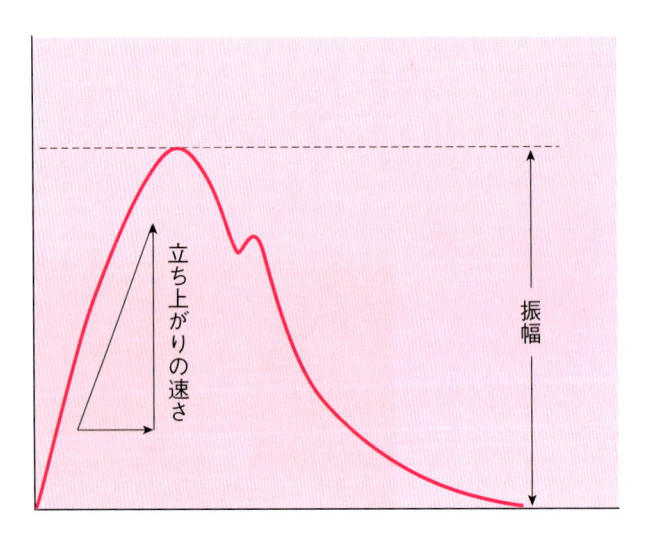

【図15】頸動脈の2つのパラメーター

解答

A1 考えられる血行動態は？
　上記で解説したとおり，頸動脈拍動では「振幅」と「速さ」を見る。本例では振幅は大きく，立ち上がりも早いから収縮期前方拍出量は多く，心収縮能は良好と考えられる。

1. 収縮期前方拍出量は増加し，左室収縮は正常ないし亢進している………○2点
2. 収縮期前方拍出量は低下し，左室収縮は正常ないし亢進している………×0点
3. 収縮期前方拍出量は増加し，左室収縮は低下している……………………×0点
4. 収縮期前方拍出量は低下し，左室収縮は低下している……………………×0点

【表4】各種疾患の頸動脈拍動パターン

	振幅が大きい	中等度	振幅が小さい
立ち上がり良好	大動脈弁逆流 動脈管開存	肥大型心筋症	僧帽弁逆流
中等度		正常	僧帽弁狭窄症
立ち上がり不良			拡張型心筋症

A2　考えられるのは？

1．肥大型心筋症 ………………………………………………………… ×0点

肥大型心筋症では心拍出量は変わらないが，左室の収縮は保たれる。したがって，脈の振幅は中等度で立ち上がりは早い。また，肥大型閉塞性心筋症（hypertrophic obstructive cardiomyopathy：HOCM）では収縮期に2つのピークを有する二峰性脈を触れる。

2．正常 ………………………………………………………………… ×0点

正常では振幅も中等度，速さも中等度である。正常な人の振幅を中等度，立ち上がりを中等度とするわけだ。

3．大動脈弁逆流 ………………………………………………………… ○2点

大動脈弁逆流では振幅は大きく，立ち上がりは早い。大動脈弁逆流における振幅の大きい脈（大脈）は頸動脈，鎖骨下動脈などの拍動で視認できることもある。もっとも端的に現れたのが「de Musset徴候」と呼ばれる首の拍動性の動揺である。「動脈拍動が見えたらARを疑う」というのは極意だ。

4．僧帽弁逆流 …………………………………………………………… ×0点

重症弁逆流では左室収縮は亢進するが，前方拍出量は低下する。このため振幅は低下するが立ち上がりは早い。

本症例の一言

"頸部に動脈拍動が見えたらARを疑え"

8 心尖拍動を触れるだけで!?

　42歳，男性。労作時の息切れを主訴に来院。仰臥位にて心尖拍動の外縁を正中より12cm左側に触れる。頸部，前胸部に雑音は聴取しないが，頸動脈拍動は立ち上がりが悪く振幅も小さい。

　身長170cm，体重66kg。血圧128/66mmHg，脈拍84/分，整。家族歴，既往歴に特記事項はなく，定期的に服用している薬剤はない。喫煙30本/日×22年。飲酒1合/日×22年。

Q1 診察所見からいえることは？
1. 心拡大の可能性がある
2. 心拡大は間違いなくある
3. 心尖拍動は正常範囲
4. 左室拡大が間違いなくある

Q2 考えられるのは？
1. 拡張型心筋症
2. 大動脈弁逆流
3. 僧帽弁狭窄症
4. 大動脈弁狭窄

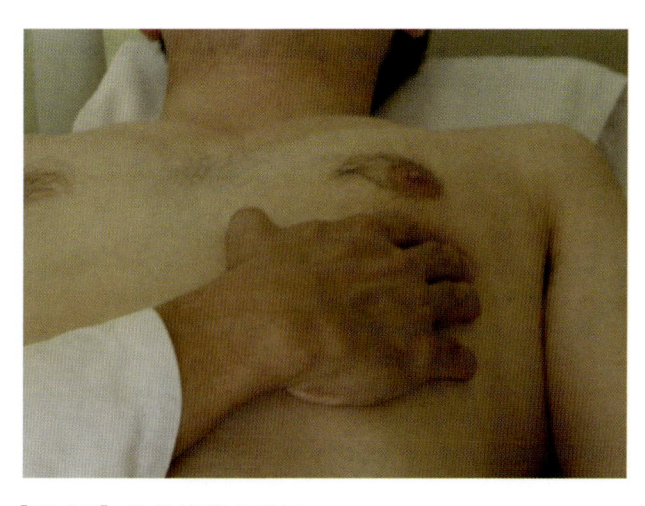

【図16】心尖拍動の触知

解説

　心尖拍動は心臓全体の情報を得る手段として有効だ。仰臥位では触知する頻度は低いため，心拡大があっても触れないことも少なくない。それでは意味がないのか，といえばそうではない。成人で心尖拍動を触れる場合，そのこと自体，心拡大の可能性を示唆する。心尖拍動の触知に際して重要なことは，拍動の外側を確認することだ。拍動が最も強い点，最強拍動点（point of maximal impulse：PMI）を評価する場合と拍動の最外側点（lateral edge）を評価する場合があるが（**図 17**），PMI は拍動のパターン，最外側点は心拡大の有無を評価するのに適している。心尖拍動の最外側点が正中から 10cm 以上左方に認められる場合，心拡大の存在はまず間違いない。心尖拍動は「確実にそこに心臓がある」ことを示しており，それが左方に偏位していれば心拡大があるといえる。エコーも胸部 X 線も MRI も CT もいらない。触るだけで心拡大といってよい。もちろん胸郭変形や縦隔腫瘍による圧排などごくまれな例外はある。

　心拡大は左室拡大のことが多いが，左房拡大も念頭に入れておきたい。もっとも左室が拡大する病態では多くの場合，左房も拡大しており，両腔の拡大の結果，心尖拍動を触れることがほとんどではある。まれに右心系拡大もあるので覚えておこう。

　本症例だが，心尖拍動を正中より 12cm 左側に触れることから，心拡大の存在が確定的だ。左室拡大をきたす疾患は拡張型心筋症，二次性心筋症，虚血性心疾患，僧帽弁逆流，大動脈弁逆流など多彩だが，心雑音がないことからいくつかは除外できる。大切なことは心尖拍動を触れて雑音がないということだけでかなり診断は絞られるということだ。

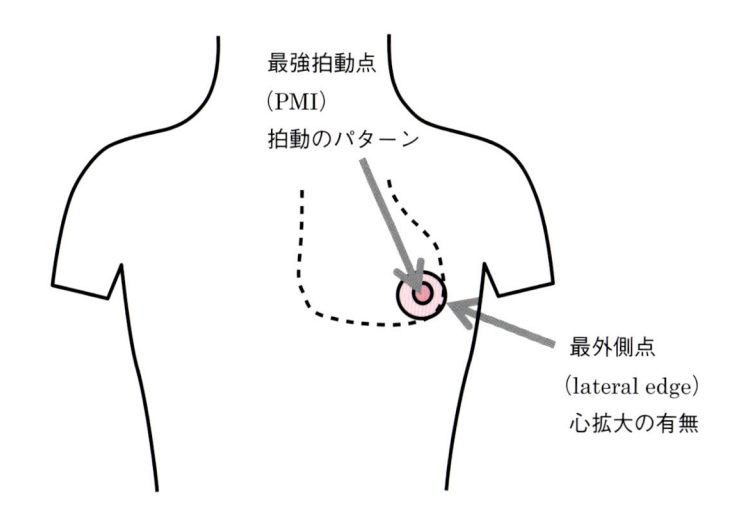

【図17】心尖拍動の2つのポイント

心尖拍動の触知に際しては2つのポイントを意識する。拍動の最強点（point of maximal impulse：PMI）では拍動のパターンを，拍動の最外側点（lateral edge）では心拡大の有無を診る。

解答

A1　診察所見からいえることは？

1. 心拡大の可能性がある ……………………………………………… ×0点
   「可能性がある」じゃあおもしろくない。そんなこといい出したら何でも「可能性あり」だ。

2. 心拡大は間違いなくある ……………………………………………… ○2点
   心臓を触っている心尖拍動に勝る証拠はない！

3. 心尖拍動は正常範囲 ………………………………………………… ×0点
   仰臥位で触ること自体，異常の可能性あり。特に10cm以上なら間違いなく異常だ。

4. 左室拡大が間違いなくある ………………………………………… ×0点
   心拡大は多くの場合，左室拡大だが，左房拡大や右心系拡大のこともある。左室と決め打ちは危険！

A2 考えられるのは？

1. 拡張型心筋症 ……………………………………………………………… ○ 2点

触っただけで拡張型心筋症というのがうれしい。もちろん虚血性心筋症，サルコイドーシス，ファブリー病など二次性心筋症や拡張相肥大型心筋症などの可能性はある。

2. 大動脈弁逆流 ……………………………………………………………… × 0点

大動脈弁逆流ならば頸動脈拍動は大きく早い。また，多くの場合，拡張期逆流性雑音，駆出性収縮期雑音が聴取される。もちろん，重症大動脈弁逆流で心拡大，心不全をきたした場合，これらの所見は弱まるが，それでも雑音なしはきわめてまれだ。

3. 僧帽弁狭窄症 ……………………………………………………………… △ 1点

僧帽弁狭窄症でも心尖拍動を触れることがまれでない。これは左房拡大による。本症例も僧帽弁狭窄症の可能性はあるが，42歳の男性で，雑音がない，すなわち，心尖部のランブルを欠くとなると可能性は低いが，否定はしきれないので1点としよう。

4. 大動脈弁狭窄 ……………………………………………………………… × 0点

大動脈弁狭窄ならば通常，駆出性収縮期雑音を伴う。心機能が低下した場合，雑音は減弱しうるが，それでも雑音なしはきわめてまれだ。

本症例の一言

"臥位で正中から10cm左に心尖拍動を触ったら心拡大"

9 ダブルで触れる心尖拍動

50歳，男性。検診にて高血圧を指摘され受診。仰臥位で心尖拍動は触れないが，左半側臥位では，収縮期に一致して持続の長い拍動を触れ，加えてその直前に小さな拍動を触れる。

身長172cm，体重70kg。血圧156/84mmHg，脈拍80/分，整。心雑音は聴取しない。

Q1 心尖拍動からいえることは？
1. 心拡大が間違いなくある
2. 左房負荷が考えられる
3. 左室拡大が考えられる
4. 心拡大はない

Q2 所見として正しいのは？
1. 高血圧は治療対象とはならない
2. Ⅳ音を聴取する
3. 心エコーで左室肥大を認めない
4. 胸部X線で心陰影の拡大を認める

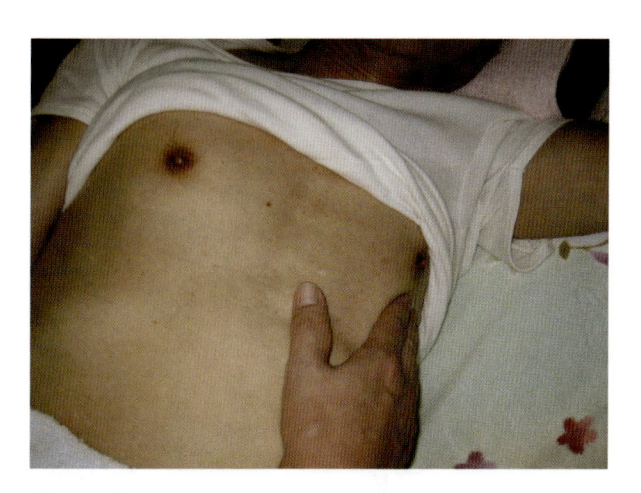

【図18】左半側臥位での心尖拍動の触知

解説

　心尖拍動の触知に際してのポイントはパターンと位置だ。パターンだが，判断するには仰臥位よりも左半側臥位がよい。心尖拍動は体位によって触れる頻度や部位が異なり，成人で心尖拍動を触れる頻度は仰臥位で30％，座位で50％程度だが，左側臥位では70％程度と触れる可能性が比較的高くパターンも認識もしやすいからだ。さて，そのパターンだが，正常では収縮期に短く触れるのみだが左室肥大をきたすと収縮期波を長く触れる，いわゆる抬起的な心尖拍動を呈する。抬起的心尖拍動は英語ではsustainedないしheavedという表現がされる。また，収縮期波の直前の心房収縮期に一致して，もう1つ拍動を触れることがある。これは二峰性心尖拍動（double apical impulse）と表現され，左室拡張末期の左房収縮の亢進を反映したもので左房負荷を意味する（**図19**）。

　本症例だが，心尖拍動は仰臥位では触れないが，左側臥位で触れ，そのパターンは抬起的で二峰性だ。高血圧では罹病期間が長いと，いわゆる高血圧性心臓病（hypertensive heart disease：HHD）をきたすが，その本態は左室肥大であり，左房負荷である。すなわち，左室肥大や左房負荷を伴った高血圧はそれなりの罹病期間があり，かつ治療対象になるわけだ。

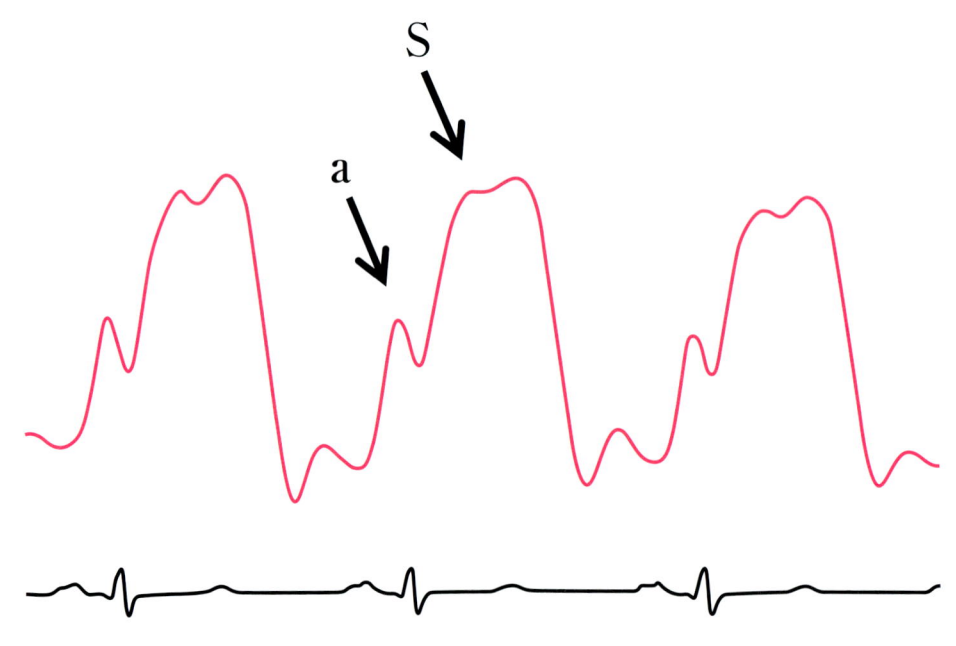

【図19】二峰性で抬起的な心尖拍動のパターン
二峰性心尖拍動では収縮期波（S）の前に心房収縮期波（a）を触れ収縮期波の持続が長い。

> **解答**

> **A1** 心尖拍動からいえることは？

1. **心拡大が間違いなくある**……………………………………………… ×0点
   仰臥位で心尖拍動を触れないことから，心拡大の有無に関しての情報は得られない。
2. **左房負荷が考えられる**………………………………………………… ○2点
   二峰性心尖拍動は心房収縮の亢進を意味し，左房負荷が疑われる重要な所見だ。
3. **左室拡大が考えられる**………………………………………………… ×0点
   左房負荷，左室肥大があるからといって左室拡大があるとはいえない。
4. **心拡大はない**…………………………………………………………… ×0点
   仰臥位で心尖拍動を触れないからといって心拡大がないとはいえない。心尖拍動を左方に触れた場合には心拡大ありといえるが，触れないからといって心拡大がないとはいえない。

> **A2** 所見として正しいのは？

1. **高血圧は治療対象とはならない**……………………………………… ×0点
   抬起的かつ二峰性心尖拍動を認めたならば左室肥大，左房負荷が濃厚に疑われる。一元論的に考えれば立派な高血圧心の可能性がきわめて高く，本例の高血圧は治療が必要と考えられる。
2. **Ⅳ音を聴取する**………………………………………………………… ○2点
   二峰性心尖拍動は左房収縮の亢進を意味する。これを聴診所見に置き換えるとⅣ音となる。
3. **心エコーで左室肥大を認めない**……………………………………… ×0点
   抬起的心尖拍動では左室肥大が疑われる。これに二峰性心尖拍動が加わればその可能性はさらに高くなる。
4. **胸部X線で心陰影の拡大を認める**…………………………………… ×0点
   胸部X線の心陰影の大きさ，心胸郭比（CTR）は左室の大きさをほとんど反映しない。したがって，胸部X線で心陰影は拡大しているとも，していないともいえない。

> **本症例の一言**

"二峰性心尖拍動は心肥大"

Column 左室肥大

「左室肥大の定義は何か？」自信を持って答えられる読者はどのくらいいるか？ これは意外にみんな知らない。循環器病の権威と呼ばれる大先生でもときに誤っている。

「左室壁が厚くなること」などと言っている人はいないかな？？ これは大きな過ちだ。答えは「左室の重さ」，言い換えれば「左室心筋重量の増加」だ。左室心筋重量は文字通り左室の心筋の重さだが，実際には心エコーやMRI，あるいはCTを用いて左室心筋の体積を算出し，それに比重をかけて算出する。心エコーを使えば比較的簡単に左室心筋重量（LV mass）を求めることができ，それを体表面積（BSA）で除することで心筋重量係数（left ventricular mass index：LVMI）が求められる。もっとも簡単な方法を用いれば，心室中隔厚（IVS），左室後壁厚（PW）に左室拡張期径（LVID）の3つで算出可能だ（式1）。左室肥大の有無に対するLVMIのcut-offポイントは報告によってまちまちだが，概ね男性110～125g/m^2，女性では95～110g/m^{2}あたりだ。

【式1】

$$LV\ mass = 0.8\ \{1.04[(IVS + PW + LVID)^3 - (LVID)^3]\} + 0.6\ g$$

この式を見るとわかるように，(IVS + PW + LVID)は左室の外径，(LVID)は左室内径だから，その3乗の差は袋としての左室の体積を反映する。左室の体積が大きくなれば心筋重量も増えるわけだが，その増え方には2つのタイプがある。つまり，左室内腔が正常でも左室壁が厚い場合（求心性肥大 concentric hypertrophy，図20a）と，左室壁厚が正常でも左室が拡大する場合だ（遠心性肥大 eccentric hypertrophy，図20b）。

さて，心尖拍動と心肥大の関係だが，遠心性肥大では左室腔の拡大を反映して，心尖拍動が左方に偏位して触れる。求心性肥大では左方偏位はそれほど強くないが，壁肥厚による左室コンプライアンスの低下を反映して，二峰性心尖拍動や抬起的心尖拍動を触れるわけだ。いずれにしても心尖拍動を触れた場合には，心筋重量が増加している可能性が高い。すなわち左室肥大を疑うべきだ。

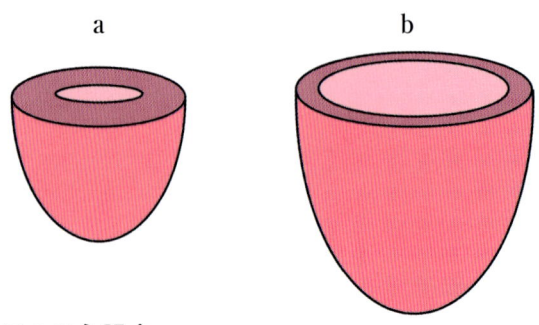

【図20】 二つの心肥大
a：求心性肥大では左室内腔の拡大はなく壁肥厚が主態。
b：遠心性肥大では壁肥厚よりも内腔の拡大が主態。

10　手のひらで心臓を触る

　38歳，男性。息切れを主訴に来院。仰臥位で胸骨左縁第2－4肋間にかけて手掌を当てると，収縮期に持ち上げるような拍動を触知する。心尖拍動は触れず，心雑音は聴取しない。

　身長155cm，体重50kg。血圧128/72mmHg，脈拍80/分，整。

Q1　正しいのは？
1. 上行大動脈瘤が疑われる
2. 左室拡大が疑われる
3. 肺高血圧が疑われる
4. 三尖弁逆流が疑われる

Q2　適当でないのは？
1. Ⅱ音肺動脈成分の亢進
2. うっ血性心不全を鑑別する必要がある
3. 下肢静脈エコーを施行する
4. 間欠性跛行

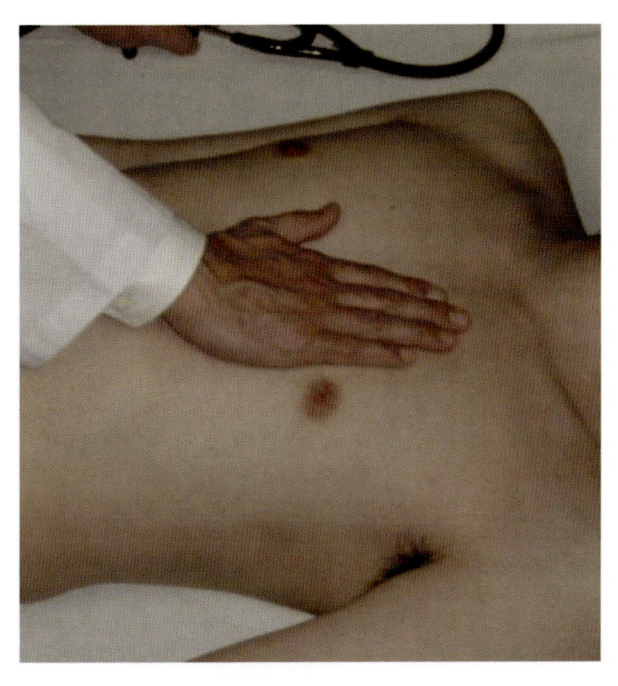

【図21】傍胸骨拍動の触知

解説

さて，触診編も大詰めを迎えた．ここでは傍胸骨拍動（parasternal impulse）を勉強しよう．傍胸骨拍動は前胸部胸骨近傍に触れる拍動を指すが，一般には右室拍動を指すことが多い．広義には左房拍動，肺動脈拍動，大動脈拍動が加わる（**図23**）．傍胸骨拍動は胸骨左縁を手掌全体で触れる（**図21**）．収縮期に手掌を持ち上げてくるような抬起的な拍動が認められたら右室圧の上昇が疑われる（**図22**）．この際，肺動脈弁狭窄がなければ右室拍動は肺動脈圧の上昇，すなわち，肺高血圧を示唆する．

肺高血圧を呈する疾患，病態は多彩だ（**表5**）．中でもうっ血性心不全や肺塞栓症は臨床的に最もよく遭遇する肺高血圧の原因となる病態として重要だ．

本症例だが，抬起的な傍胸骨拍動を認めるから右室圧の上昇が疑われ，さらに心雑音がないことから肺動脈弁狭窄はなく，右室と肺動脈の間に圧較差はないと考えられるから肺高血圧の存在が疑われる．

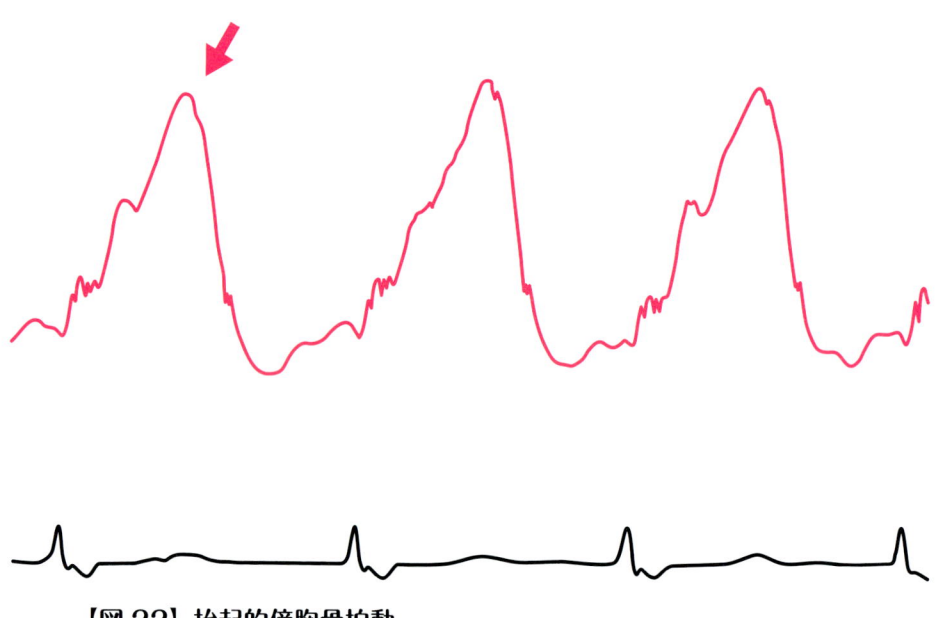

【図22】抬起的傍胸骨拍動
肺高血圧では持続の長い抬起的な傍胸骨拍動を触れる．

解答

A1 正しいのは？

1. 上行大動脈瘤が疑われる ……………………………………………… × 0点

大動脈拍動は広義の傍胸骨拍動だが，触れるのは胸骨右縁で上位肋間である。

2. 左室拡大が疑われる ……………………………………………………… × 0点

左室拡大を示唆する所見は心尖拍動の左方への偏位である。心尖拍動を触れないからといって左室拡大がないとはいえないが，さりとて傍胸骨拍動は左室拡大を示唆する所見ではない。

3. 肺高血圧が疑われる ……………………………………………………… ○ 2点

抬起的傍胸骨拍動は内科領域では肺動脈弁狭窄が少ないため，肺高血圧を反映していることが多い。

4. 三尖弁逆流が疑われる …………………………………………………… × 0点

三尖弁逆流を示唆する所見は，胸骨左縁の下位肋間を中心に聴取される汎収縮期雑音や頸静脈の収縮後期陽性波，肝拍動などであり，本症例ではそれを示唆する所見はない。

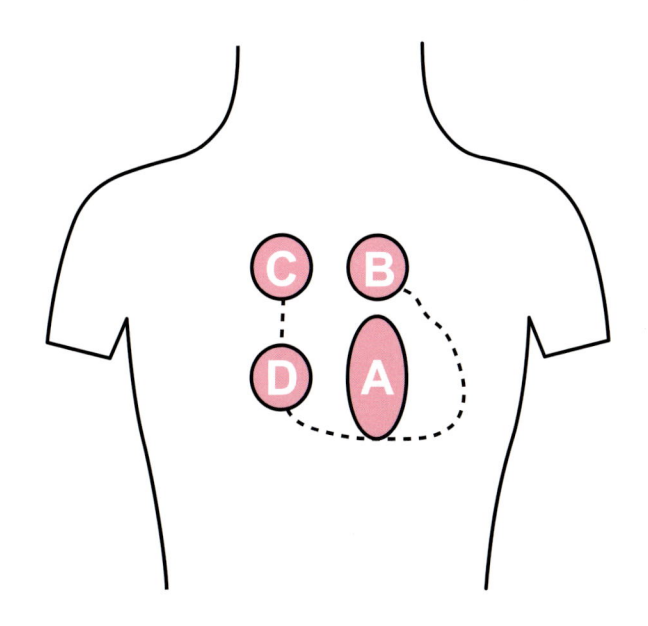

【図23】傍胸骨拍動の位置（広義）
A．右室拍動，B．肺動脈拍動，C．大動脈拍動，D．左房拍動

A2 適当でないのは？

1. Ⅱ音肺動脈成分の亢進……………………………………… ×（適当） 0点
   Ⅱ音肺動脈成分の亢進は肺高血圧の重要な所見である。
2. うっ血性心不全を鑑別する必要がある……………………… ×（適当） 0点
   うっ血性心不全は肺高血圧の原因として最多であり，当然鑑別すべき病態である。
3. 下肢静脈エコーを施行する…………………………………… ×（適当） 0点
   下肢静脈血栓による肺血栓塞栓症も肺高血圧の原因として重要である。
4. 間欠性跛行…………………………………………………… ○（不適当） 2点
   肺高血圧と間欠性跛行は直接関係ない。

【表5】 肺高血圧（PH）の臨床分類

1．肺動脈性 PH（PAH） 　　1.1　特発性 　　1.2　遺伝性 　　1.3　薬物／毒物誘発性 　　1.4　各種疾患に伴う PH（1.4.1 膠原病，1.4.2 HIV， 　　　　　1.4.4 先天性シャント性心疾患） 2．左心疾患による PH 3．呼吸器疾患、低酸素血症による PH 4．慢性肺血栓塞栓性 PH 5．原因不明、複合的要因による PH

（2008, Dana Point を改訂）

本症例の一言

"傍胸骨拍動を触れたら肺高血圧"

パート2

心音編

1 心音のセンス？

　25歳, 男性。研修医（A君）。これまで心疾患を指摘されたことはない。Ⅰ音Ⅱ音正常, 雑音なし。

Q Ⅰ音Ⅱ音に関し感覚的にフィットするのは？（真面目に考えないように）

1. Ⅰ音は「ダ行」ないし「ラ行」で, Ⅱ音は「カ行」ないし「タ行」である
2. Ⅰ音は「シャ行」ないし「ダ行」で, Ⅱ音は「バ行」である
3. Ⅰ音は「ダ行」, Ⅱ音は「バ行」である
4. Ⅰ音が「なに行」とか, そういうのわからん！

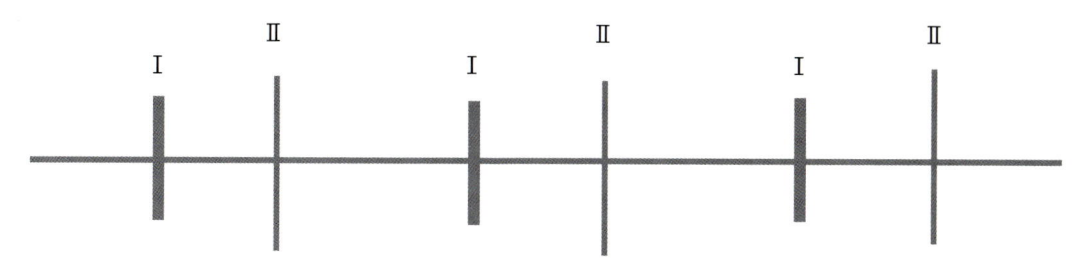

【図1】心音のイメージ
Ⅰ音, Ⅱ音は正常で雑音なし。

> **解説**

　さて，ここから聴診だ。いきなりこんな問題を出されて戸惑った読者も多いかもしれない。どうかしばらく我慢してお付き合いいただきたい。

　聴診に際してまず聴くのはⅠ音とⅡ音で，これで収縮期と拡張期がわかる。御存知のとおり，Ⅰ音は房室弁の閉鎖を反映した音で，Ⅱ音は半月弁の閉鎖を反映している。ちょっと意識して聴いてみると，Ⅰ音とⅡ音は音質が少し異なるのがわかる。Ⅰ音のほうがやや低調でほんの少し持続が長く，Ⅱ音はやや高調で持続が短い。英語の教科書ではⅠ音を「lub」，Ⅱ音を「dup」という疑似音で表現している。英語じゃあそんな風に心音をたとえるものかと感心する。しかしふと思った。日本語でも昔から心音をたとえる表現があるじゃないかと。それは「ドキ」だ。緊張すると「ドキドキする」，びっくりしたことを「ドキッとした」などと表現する。これはⅠ音Ⅱ音だったのだ！というわけでこの変な設問，いろいろ異論（ダジャレでなく）はあろうかと思うが，Ⅰ音Ⅱ音は日本語では「ドキ」なのだ。

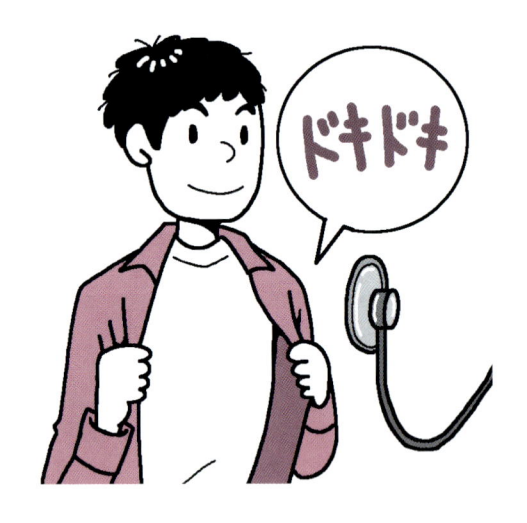

> **解答**

A Ⅰ音Ⅱ音に関し感覚的にフィットするものを選べ。

1. Ⅰ音は「ダ行」ないし「ラ行」で，Ⅱ音は「カ行」ないし「タ行」である ……………………………………………………………………… ○ 3点

    Ⅰ音Ⅱ音は「ドゥタ（ドゥカ）」，「ラタ」，「ドキ」あたりじゃないかと思う。

2. Ⅰ音は「シャ行」ないし「ダ行」で，Ⅱ音は「バ行」である ………… △ 1点

    これを選んだ人は基本的にジャズ系の人だと思います。「シャバダバ，シャバダバ〜」。

3. Ⅰ音は「ダ行」，Ⅱ音は「バ行」である ……………………………… △ 1点

    これを選んだ人はラップ系の人だと思います。でもこういうのもあった。「ドゥビドゥバ〜」。

4. Ⅰ音が「なに行」とか，そういうのわからん！……………………… △ 1点

    ほんと，おっしゃるとおり。ここまでお付き合いいただきありがとうございます。

> **本症例の一言**

"Ⅰ音Ⅱ音はドキッ"

じゃあ「ドッキリ」は？
という疑問がわいてきた人，心音オタクの素質あり（☞ **p.53**）！

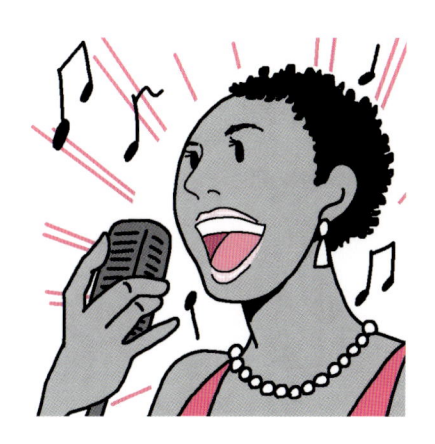

2 心房細動に大きなⅠ音

63歳，女性。検診にて心電図異常を指摘され受診。心電図は心房細動。胸部X線にて軽度心陰影の拡大を認める。聴診所見ではⅠ音が非常に大きく，Ⅱ音が広く分裂しているように聴こえる。

Q1 本症例の心音の所見で正しいのは？
1. 心尖部に高調な拡張中期雑音を聴取する
2. 重症化してもⅠ音は減弱しない
3. 心尖部内側に拡張早期過剰心音を聴取する
4. 大きなⅠ音は半月弁の開放を反映している

Q2 視診触診の所見で正しいのは？
1. 心尖部内側でⅠ音と同じタイミングで衝撃を触れる
2. 傍胸骨拍動を触れることはない
3. 頸動脈拍動は遅脈を呈する
4. 頸静脈拍動に吸気時怒張を認める

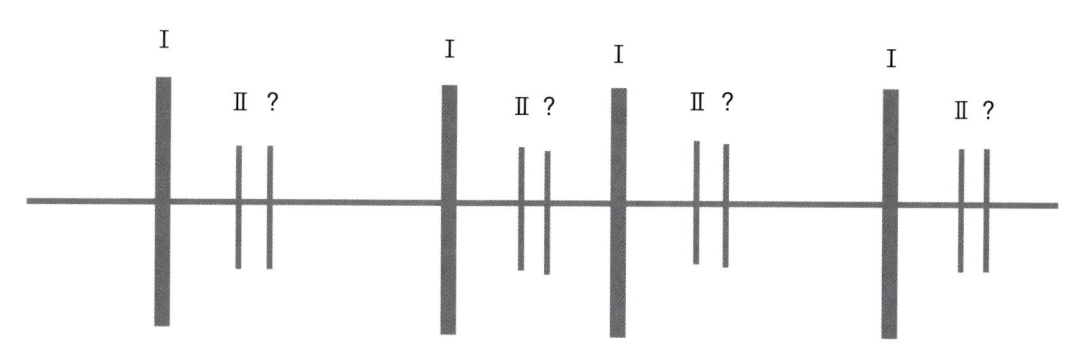

【図2】心音のイメージ
Ⅰ音は大きく，脈はバラバラ。Ⅱ音は広く分裂しているように聴こえる。

> **解説**

　さて，Ⅰ音だ。なーんだ，Ⅰ音か，などと言わないように。Ⅰ音だけから診断できる疾患もあるのだから。さて，そのⅠ音だが，僧帽弁の閉鎖に関連して発生するのがⅠ音の僧帽弁成分，また，三尖弁の閉鎖に関連して発生しているのがⅠ音の三尖弁成分だ。教科書によっては僧帽弁成分をM1，三尖弁成分をT1としているものもある。Ⅰ音は通常，前胸部のどこでも聴取できるが特に心尖部で強い。

　さて，本症例だが，63歳，女性で心電図は心房細動，胸部X線上，心拡大があり，さらにⅠ音が大きいときた。これで診断は確定，僧帽弁狭窄症だ。心房細動でⅠ音が非常に大きければ僧帽弁狭窄症の可能性がきわめて高い。Ⅰ音の亢進は左房粘液腫，心房中隔欠損などでも認めるが，女性で心房細動とくれば僧帽弁狭窄症の可能性が圧倒的に高い。ちなみにⅡ音の広い分裂のように聴こえたのはⅡ音と僧帽弁開放音（opening snap：OS）だ（**図3**）。

　僧帽弁狭窄症は「MSメロディー」といわれる特徴的な聴診所見を呈する。疑似音で示すと「フタッタタルー」（「フ」前収縮期雑音，「タッ」亢進したⅠ音，「タタ」Ⅱ音とOS，「ルー」ランブル）となる。なお，心房細動になると前収縮期雑音はなくなり，「タッタタルー」となる。

洞調律時

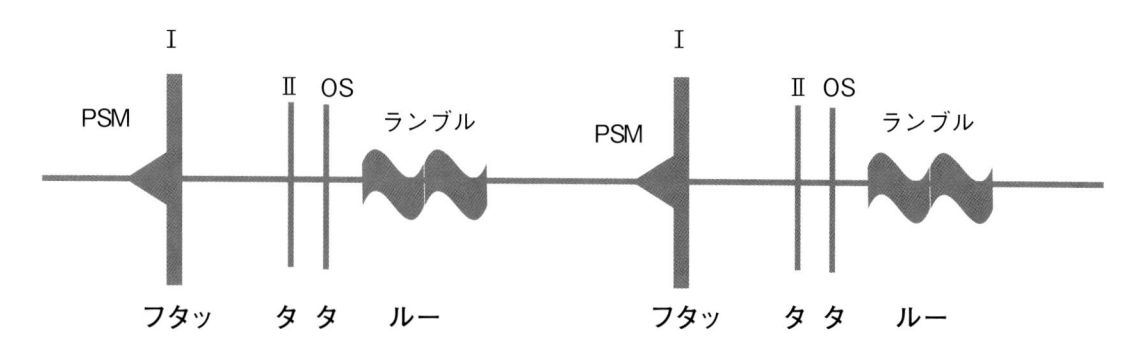

```
      I                          I
          Ⅱ OS                       Ⅱ OS
PSM        ランブル         PSM        ランブル

 フタッ    タ タ  ルー       フタッ    タ タ  ルー
```

心房細動時

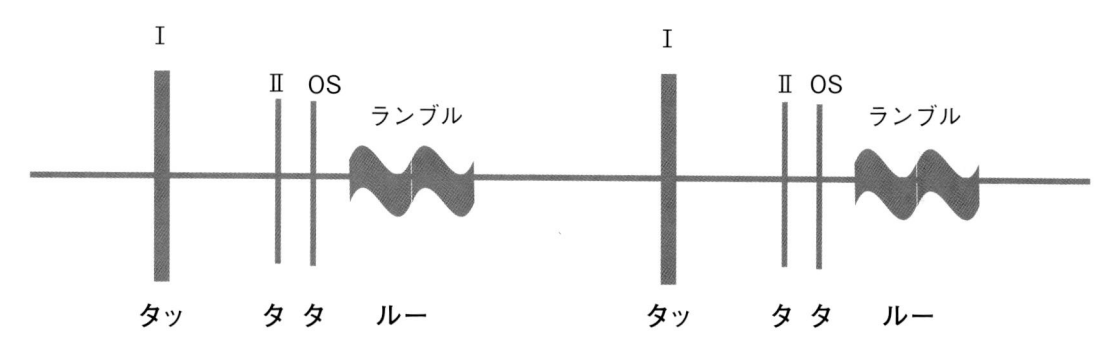

```
      I                          I
          Ⅱ OS                       Ⅱ OS
           ランブル                   ランブル

  タッ    タ タ  ルー        タッ    タ タ  ルー
```

【図3】僧帽弁狭窄症の心音のイメージ

上段：洞調律時はⅠ音の前に漸増性の前収縮期雑音（presystolic murmur：PSM）を聴取，Ⅰ音の後にⅡ音，OS，ランブルの順に聴取し，MSメロディーは「フタッタタルー」となる。
下段：心房細動時はPSMを欠くため，MSメロディーはⅠ音，Ⅱ音，OS，ランブルの順に「タッタタルー」となる。

> **解答**

A1 本症例の心音の所見で正しいのは？

1. 心尖部に高調な拡張中期雑音を聴取する……………………………………… ×0点
   僧帽弁狭窄症の聴診上の特徴は雑音ではランブルだ。ランブルは心尖部で聴取する低音の雑音だ。

2. 重症化してもⅠ音は減弱しない………………………………………………… ×0点
   僧帽弁狭窄症の聴診上最大の特徴である巨大なⅠ音だが，重症化すると減弱することがある。これは僧帽弁の硬化が進行し，可動性が強く制限されるためである。

3. 心尖部内側に拡張早期過剰心音を聴取する…………………………………… ○2点
   Ⅰ音の亢進にならぶ僧帽弁狭窄症の聴診の特徴は，僧帽弁開放音（opening snap：OS）だ（mitral opening snap：MOS ともいう）。OSはⅡ音の直後に聴こえ，非常に幅広いⅡ音分裂のように聴こえる。慣れないとⅡ音分裂と間違えることがあるので要注意だ。OSは第4肋間胸骨左縁外側から心尖部内側でよく聴取するが，前胸部で広く聴取することが多い。OSもⅠ音同様，重症化すると減弱することがある。

4. 大きなⅠ音は半月弁の開放を反映している……………………………………… ×0点
   大動脈弁や肺動脈弁の半月弁の開放を反映する駆出音もⅠ音に含まれるが，本症例での大きなⅠ音は僧帽弁の閉鎖を反映している。

【表1】僧帽弁狭窄症の聴診所見

所見	部位	時相	その他	MSメロディー
前収縮期雑音	心尖部	拡張末期	心房細動で消失	フ
Ⅰ音の亢進	胸部全体，特に心尖部	Ⅰ音	触れることあり 重症化で小さくなることあり	タッ
Ⅱ音				タ
僧帽弁開放音（opening snap：OS）	胸部全体，特に心尖部内側～胸骨左縁外側	拡張早期	重症化で小さくなることあり	タ
ランブル	心尖部	拡張中期	低音	ルー

A2 視診触診の所見で正しいのは？

1．心尖部内側でⅠ音と同じタイミングで衝撃を触れる······················ ○ 2 点

僧帽弁狭窄症ではⅠ音が亢進するが，これを触診できることがある。Ⅰ音に一致して第4肋間胸骨左縁外側から心尖部内側にかけて衝撃を触れる。触った瞬間「MSですね！」と言ってみたい人，「Ⅰ音を触れる」という感覚をつかんでほしい。

2．傍胸骨拍動を触れることはない······································ × 0 点

僧帽弁狭窄症では，左房圧が上昇しやすく，うっ血性心不全になる。うっ血性心不全になれば二次性の肺高血圧を呈するため，傍胸骨拍動を触れる。

3．頸動脈拍動は遅脈を呈する·· × 0 点

僧帽弁狭窄症では，頸動脈は低心拍出量を反映して振幅が小さくなる。立ち上がりの悪い遅脈は呈さない。詳しくは視診，触診の項（**p.27，表4**）を参照してほしい。

4．頸静脈拍動に吸気時怒張を認める···································· △ 1 点

頸静脈の吸気時怒張はKussmaul徴候と命名されている。歴史的には収縮性心膜炎に特徴的な所見とされているが，あらゆる原因の末梢静脈のうっ滞をきたす病態で認める可能性がある。僧帽弁狭窄症でもありうるが直接関係ない。

【表2】僧帽弁狭窄症の触診所見

- 心尖拍動の触知
- Ⅰ音の触知
- 傍胸骨拍動（肺高血圧合併時）
- 振幅の小さい頸動脈拍動

本症例の一言

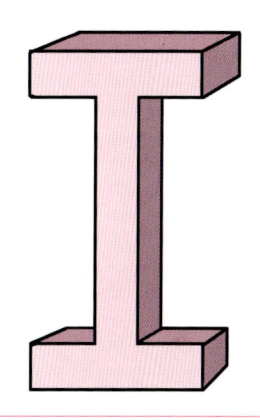

"Af ＋巨大Ⅰ音＝ MS"

Column　犬とボーリングと聴診

　僧帽弁狭窄症の聴診所見は「MS メロディー」として知られるが，ほかにもいろんなたとえがある。一つは犬の鳴き声で，ランブルと前収縮期雑音，Ⅰ音を犬が低くうなってから大きく吠えるのにたとえられる。「ウ〜〜ワン！」といったところか。

　もう一つのたとえはボーリングで，ボールを投げて「トントン」と弾んだのちにゴロゴロと転がりピンに当たる「トントンゴロゴロゴロ，パン！」の「トントン」（Ⅱ音と MOS），「ゴロゴロゴロ」（ランブル），「パン！」（Ⅰ音）というわけだ。僧帽弁狭窄症は聴診が楽しい疾患の一つだが，最近はめっきり減って「MS メロディー」を聴く機会も少ない。それはそれで喜ばしいことではある。

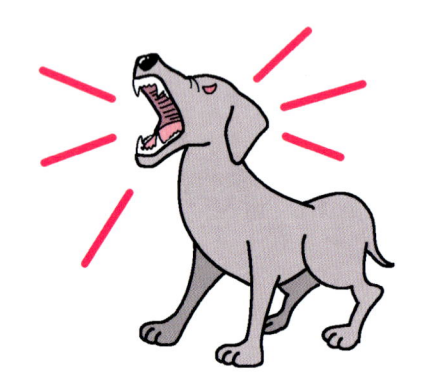

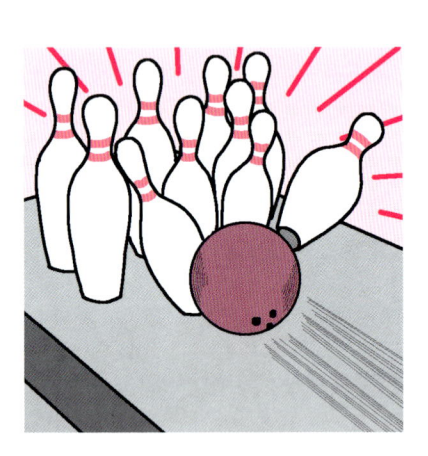

3 「ドッキリ!?」

25歳，男性。研修医（A君）。これまで心疾患を指摘されたことはない。心音正常。Ⅱ音は呼気で単一だが吸気で分裂する。

Q1 吸気でⅡ音の分裂を認める聴診部位は？
1. 第3肋間胸骨右縁
2. 第3肋間胸骨左縁
3. 第4肋間胸骨左縁
4. 心尖部

Q2 吸気時のⅠ音Ⅱ音はどう聴こえるか？（真面目に考えないでください）
1. ドッキリ
2. ズバット
3. ナットク
4. チャッカリ

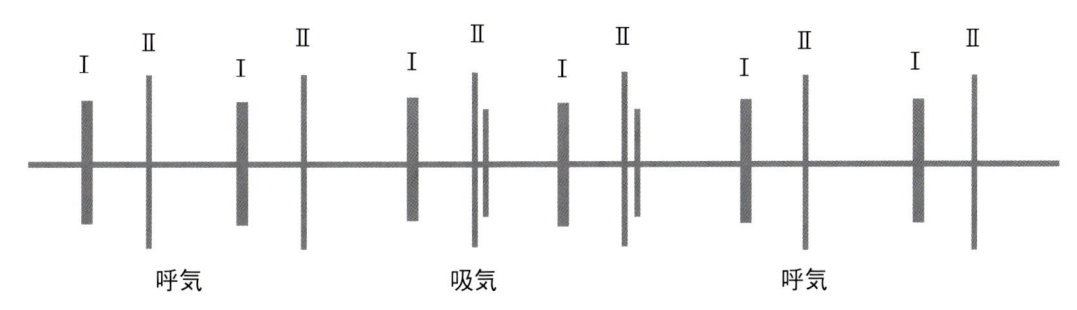

【図4】心音のイメージ
吸気でⅡ音の分裂あり。

解説

再び研修医のA君に登場いただいた。健常者のⅡ音の分裂に関する設問だ。普段何げなく聴いているⅡ音だが，2つあることはみんな知っていると思う。大動脈成分ⅡAと肺動脈成分ⅡPだ。じゃあ，たとえば第3肋間胸骨右縁で聴いているⅡ音はⅡAなのか，ⅡPなのか？ 第3肋間胸骨左縁は？ 第4肋間胸骨左縁は？ 心尖部はどうか？ ちょっと面倒だけど考えてみよう。健常者でⅡPが聴取できるのは多くの場合，第3（ないし第4）肋間胸骨左縁のみだ。つまり，第3肋間胸骨右縁や心尖部で聴取しているⅡ音はⅡAのみというわけだ（図5）。

さて，次に分裂だ。Ⅱ音は呼吸によって分裂することがあるのはご存知のとおり。では，その分裂様式を診断するには，どこで聴診すべきか？ 答えは当然，第3肋間胸骨左縁で，症例によっては第4肋間胸骨左縁でも可能だ。「心尖部でⅡ音の分裂はありません」と研修医が言ったとすれば，「そりゃあそうだろう」となる。

では，第3肋間胸骨左縁で聴いたⅡPはどのように聴こえるか？ というのが**Q2**。第3肋間胸骨左縁でも，ⅡPはⅡAに比し断然小さい。Ⅱ音の正常呼吸性分裂ではⅡAが前，ⅡPが後だから，健常者では前のⅡAが大きく，後ろのⅡPが小さい。例によって疑似音で表現すれば，前のⅡAが「カ行」で，後ろのⅡPは「ラ行」だ。つまり，「タラ」とか「カラ」，「キリ」もありうる。

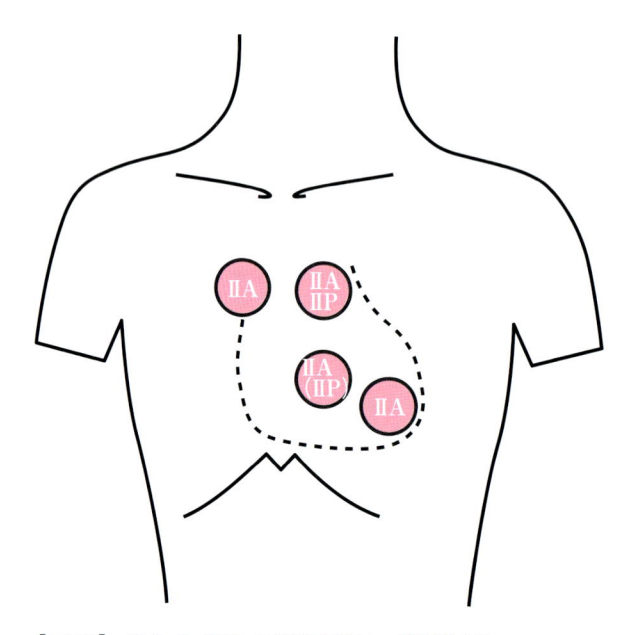

【図5】ⅡAとⅡPの聴取部位（健常者）
ⅡAは前胸部で広く聴取するが，ⅡPが聴取できるのは第3（4）肋間胸骨左縁のみだ。

解答

A1 吸気でⅡ音の分裂を認める聴診部位は？

1．第3肋間胸骨右縁……………………………………………………… ×0点
　第3肋間胸骨右縁ではⅡAしか聴こえない。

2．第3肋間胸骨左縁……………………………………………………… ○3点
　Ⅱ音の分裂が聴こえる，言い換えればⅡPが聴こえるのは通常，第3肋間胸骨左縁だけだ。

3．第4肋間胸骨左縁……………………………………………………… △1点
　第4肋間胸骨左縁でもⅡPが聴取できることもある。

4．心尖部………………………………………………………………… ×0点
　心尖部ではⅡPは聴取されず，したがってⅡ音の分裂は判断できない。

A2　吸気時のⅠ音Ⅱ音はどう聴こえるか？

1. **ドッキリ** ……………………………………………………………………… ○ 2点

    Ⅰ音は「ダ行」，ⅡAは「カ行」，ⅡPは「ラ行」，したがって「ドッキリ」。そうドッキリはⅡ音の分裂だったのだ！　きっと驚いてハッと息を吸った際に「ドキ」が分裂して「ドッキリ」になったのではないか，つまり正常呼吸性分裂と筆者は確信している。

2. **ズバット** ……………………………………………………………………… × 0点

    これはいわば「ズバッ」がⅠ音の分裂，「ト」がⅡ音であって，Ⅱ音の分裂を表現していない。

3. **ナットク** ……………………………………………………………………… △ 1点

    ナットクも「ナッ」がⅠ音，「トク」がⅡ音とすれば，Ⅰ音＋Ⅱ音の分裂でありうるパターンだ。しかし，ⅡPが「ク」ではちょっと強すぎる。後述するがⅡPは亢進気味だ。

4. **チャッカリ** …………………………………………………………………… △ 1点

    チャッカリもⅠ音＋Ⅱ音分裂でありうる。Ⅰ音の「チャッ」にちょっと無理があるが，Ⅱ音の「カリ」はⅡAに比しⅡPが弱く，健常者でありうる。

本症例の一言

"正常呼吸性分裂は吸気でドッキリ"

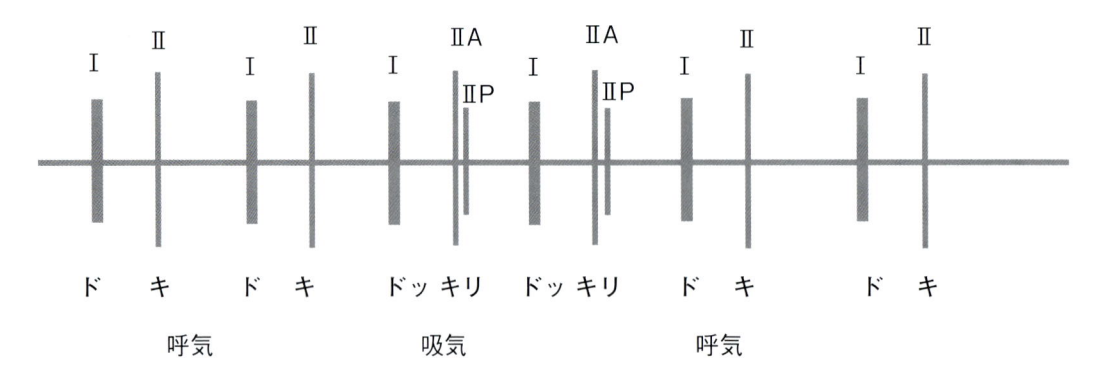

【図6】Ⅱ音の正常呼吸性分裂のイメージ

吸気時にはⅡ音は分裂してⅡA，ⅡPが聴取されるため呼気では「ドキ」，吸気で「ドッキリ」となる。

4　II音が響く？

　50歳，男性。検診で高血圧を指摘され来院。聴診では雑音は聴取しないが，第3肋間胸骨右縁および左縁でII音が目立ち，響くように聴こえる。

　身長175cm，体重80kg。来院時血圧160/100mmHg，脈拍76/分，整。

Q 高血圧は治療すべきか？

1. 初診時の所見だけでは何ともいえない
2. 治療対象。降圧剤を1種類処方してフォロー
3. 治療対象。しかし本日は投薬せず
4. 治療対象にはならない

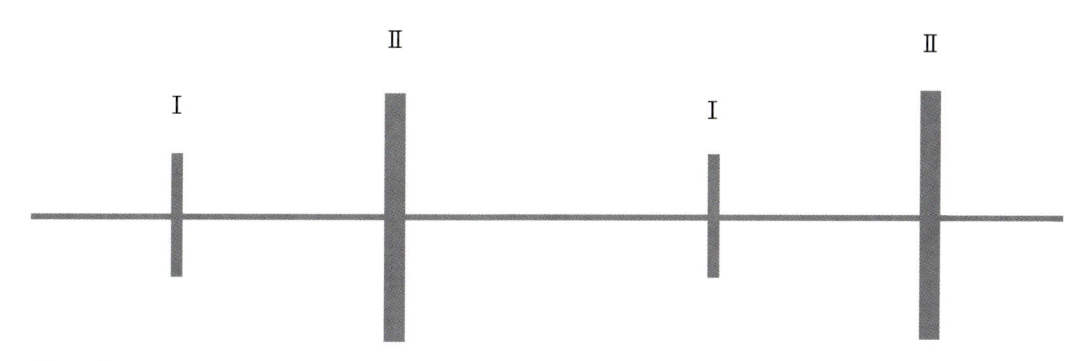

【図7】心音のイメージ
II音が大きく響くように聴こえる。

解説

Ⅱ音に関する問題を続けよう。今度は大きさに関する問題。Ⅱ音は前述のごとくⅡAとⅡPがあるが前胸部で広く聴取するのはⅡAだ。ⅡAは高血圧がある程度続くと音量が大きくなり，少し響くような感じの音になる（有響性Ⅱ音）。そして，この有響性Ⅱ音は血圧が下がった後もしばらく続き，大動脈の拡大があるとさらに有響性を帯びる。

解答

Ⓐ 高血圧は治療すべきか？

1．初診時の所見だけでは何ともいえない……………………………… ×0点
　ま，もちろん1回や2回，それも検診や医療機関での血圧測定では何ともいえないのは正論。しかし，それじゃあ面白くない。聴診だよ，聴診。

2．治療対象。降圧剤を1種類処方してフォロー ……………………… ×0点
　いや，確かに聴診からある程度持続している高血圧が疑われるけど，いきなり処方するほど緊急性はない。ほかの所見をそろえて総合的に判断すべし。

3．治療対象。しかし本日は投薬せず………………………………… ○2点
　ⅡAが大きいのは高血圧がある程度続いているためだ。あると思ってほかの検査所見や家庭血圧を確認しよう。

4．治療対象にはならない……………………………………………… ×0点
　確かに，検診での血圧高値はしばしば白衣高血圧で，治療を必要としないことも珍しくない。しかし，この場合は違うだろう。

本症例の一言

"響くⅡ音は高血圧"

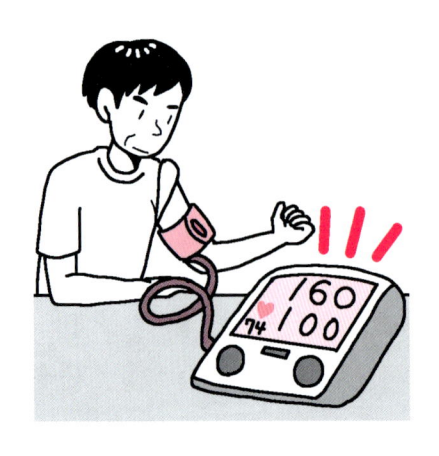

5 Ⅱ音「ダッタカ」!?

　55歳，女性。これまで心疾患の既往はない。吸気時に第3肋間胸骨左縁でⅡ音の分裂を聴取し，後ろのほうが大きいが，呼気時にはⅡ音の分裂を認めない。Ⅰ音Ⅱ音を疑似音にすれば，吸気時は「ダッタカ」，呼気時は「ダッタ」である。心尖部でも吸気時にⅡ音の分裂を聴取し，疑似音では「ダッタル（ドッキリ）」であった。

Q1　Ⅱ音の分裂様式は？
1. 正常呼吸性分裂
2. 固定性分裂
3. 奇異性分裂
4. 病的呼吸性分裂

Q2　診断は？
1. 心房中隔欠損
2. 肺高血圧
3. 心室中隔欠損
4. 正常

第3肋間胸骨左縁

心尖部

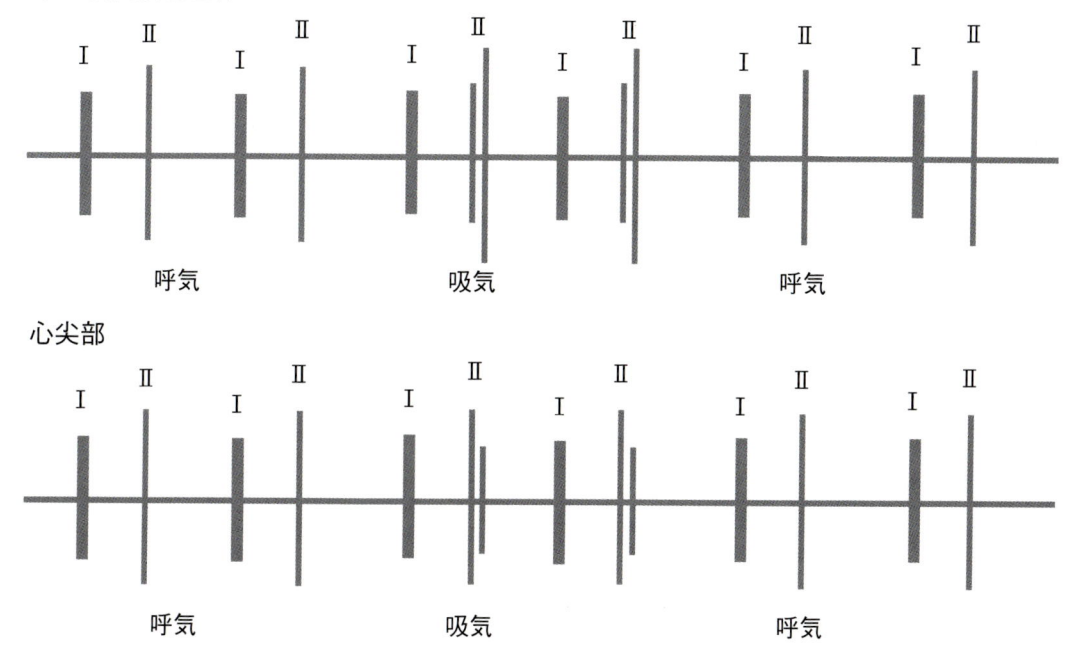

【図8】心音のイメージ
第3肋間胸骨左縁では吸気時Ⅱ音の分裂を認め，Ⅱ音の後のほうが大きい。心尖部でも吸気時にⅡ音の分裂を認めるが前のほうが大きい。

> **解説**

　Ⅱ音の分裂とⅡPに関する問題。ⅡPもⅡ音の分裂も多くの情報を提供してくれる。**3「ドッキリ!?」**（**p.53**）で触れたように，Ⅱ音の分裂は第3肋間胸骨左縁で判断する。その理由は，ⅡPは第3肋間胸骨左縁でのみ聴取できるからだが，大切なことは，ⅡPは第3肋間胸骨左縁でもⅡAより小さいということだ。だからこそ「ドッキリ」なわけだ。本症例のように第3肋間胸骨左縁でⅡAよりもⅡPのほうが大きい，すなわち「ダッタカ」だったり，心尖部でⅡ音が分裂している（たとえ「ドッキリ」「ダッタル」でも）のは異常だ。これがⅡPの亢進だ（**表3**）。ⅡPの亢進は肺高血圧の重要な手がかりとなる。

　さて，ⅡPの亢進を判断するうえで重要なのは，当然のことながらⅡ音の分裂がなければならないことだ。したがって，「Ⅱ音を分裂させて判断する」わけだ。Ⅱ音を分裂させるには呼吸を使えばよい（**図9**）。

【表3】ⅡPの亢進

第3肋間胸骨左縁でⅡP＞ⅡA
心尖部でⅡ音分裂を認める（心尖部でⅡPを聴取）

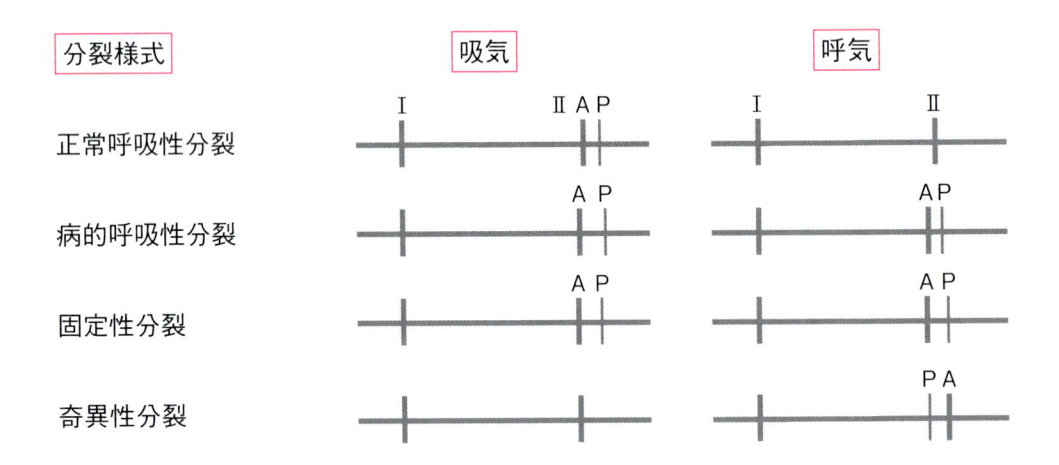

分裂様式	吸気	呼気
正常呼吸性分裂	Ⅰ　　ⅡA P	Ⅰ　　Ⅱ
病的呼吸性分裂	A P	A P
固定性分裂	A P	A P
奇異性分裂		P A

【図9】Ⅱ音の分裂様式

解答

A1　Ⅱ音の分裂様式は？

1．正常呼吸性分裂……………………………………………………………… ○2点
　吸気時に分裂があって呼気時には分裂がない。まさに正常呼吸性分裂だ。

2．固定性分裂…………………………………………………………………… ×0点
　固定性分裂は吸気時と呼気時にいずれも分裂を認めるが，その分裂間隔にほとんど差がない場合をいう。心房中隔欠損が有名だが，肺塞栓症や右脚ブロックでも固定性分裂を呈することがある。

3．奇異性分裂…………………………………………………………………… ×0点
　奇異性分裂は呼気で分裂を認め，吸気では分裂がないか，あっても呼気時より分裂間隔が狭いものをいう。左脚ブロックや心室ペーシング時に認めるが，健常者で奇異性分裂を認めることはまずなく，奇異性分裂は必ず何か異常があると思って検索すべきだ。

4．病的呼吸性分裂……………………………………………………………… ×0点
　呼気時に分裂を認め，吸気時にさらに分裂間隔が大きくなるものをいう。右脚ブロックなどで認める。

A2 診断は？

1. **心房中隔欠損**……………………………………………………………… △ 1点

   心房中隔欠損はⅡ音の固定性分裂，相対的肺動脈弁狭窄による駆出性収縮期雑音，右心性ランブルなどの聴診所見があるが，本症例ではいずれも欠いている。では，心房中隔欠損はないかといえば，わずかだが可能性は残る。肺高血圧をきたした場合だ。ま，その場合でもⅡ音は固定性ないし病的分裂のことが多いが…。

2. **肺高血圧**…………………………………………………………………… ○ 2点

   第3肋間胸骨左縁でⅡPがⅡAよりも大きいか，心尖部でⅡPを聴取する場合，ⅡPは亢進している。大切なのは，聴診所見でⅡPの亢進を診断できることと，その意味を知っていることだ。ⅡPの亢進は例外もあるが，肺高血圧の重要な手がかりだ。

3. **心室中隔欠損**……………………………………………………………… × 0点

   心室中隔欠損は何といっても第4肋間胸骨左縁付近で聴取される非常に大きな汎収縮期雑音が最大の特徴だ。そしてほとんど場合，幼少時に心雑音を指摘されている。もちろん，心室中隔欠損でも肺高血圧をきたし Eisenmenger 化すれば，雑音をほとんど聴取せず，肺高血圧の所見だけが目立つ場合もある。

4. **正常**………………………………………………………………………… × 0点

   これが正常だったら聴診はまったく意味がなくなってしまう。

本症例の一言

"「ダッタカ」は肺高血圧を疑え"

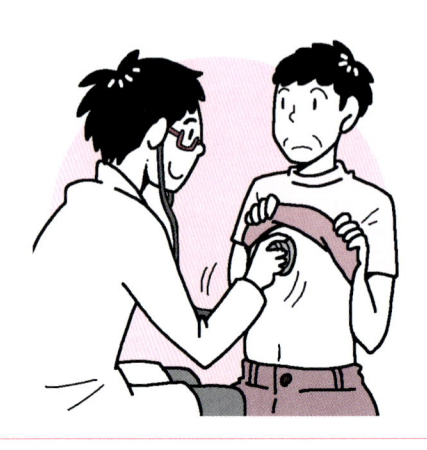

6 若きアスリートの心尖部過剰心音

　16歳，女性。高校生，クラブ活動で陸上競技をしている。自覚症状なし，心電図，胸部X線に異常なし。仰臥位で心音を聴くと，拡張早期に低音の過剰心音を聴取する。

Q1 拡張早期過剰心音は何か？
1. Ⅲ音
2. 僧帽弁開放音（mitral opening snap：MOS）
3. 心膜ノック音
4. tumor plop

Q2 聴診部位はどこか？
1. 第3肋間胸骨右縁
2. 第3肋間胸骨左縁
3. 第4肋間胸骨左縁
4. 心尖部

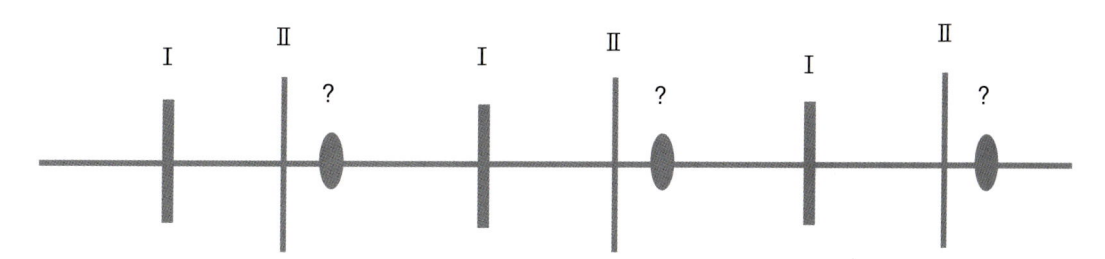

【図10】心音のイメージ
拡張早期に低音の過剰心音を聴取する。心音のイメージは「ダッタハ」だ。

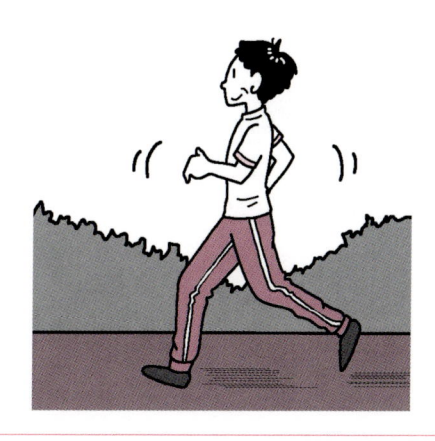

> **解説**

　まったく正常の若者の心音からいったい何を学ぶのか？　聴診は面白いもので，きわめて健康な若者か，重症心疾患でしか聴こえない心音がある。それはⅢ音だ。健康診断というのはそれ程楽しいものではないが，数少ない喜びの一つは，若年健常者ならではの聴診所見を聴けることだ。その代表はⅢ音で，健康診断はⅢ音を聴くよいトレーニングになる。

　拡張早期過剰心音の種類はそう多くない（**表4**）。**Q1**にあげたものが鑑別できれば十分だ。

　Ⅲ音を聴取するのは3つ，①若年健常者，②うっ血性心不全，③僧帽弁逆流だ（**表5**）。

【表4】拡張早期過剰心音の鑑別

	疾患，病態	聴診部位	音調
Ⅲ音	若年健常者 心不全 僧帽弁逆流	心尖部	低音
僧帽弁開放音 opening snap（OS）	僧帽弁狭窄症	心尖部内側～ 胸骨左縁外側	中高音
心膜ノック音 pericardial knock sound	収縮性心膜炎	心尖部内側～ 胸骨左縁外側	低～高音
tumor plop	左房粘液腫	心尖部～胸骨左縁	低～中音
三尖弁開放音 tricuspid opening snap	心房中隔欠損	胸骨左縁	中音

【表5】Ⅲ音を聴取しうる状態，病態

① 若年健常者
② うっ血性心不全
③ 僧帽弁逆流

　Ⅲ音は拡張早期の急速流入によって発生するので，Ⅱ音の直後に聴こえる。低音なので「ア行」「ハ行」「ン」が近い。したがって，Ⅰ音Ⅱ音Ⅲ音は「ダッタハ」のようになる。かつて筆者の師匠である Jules Constant 氏は「1，2ハ（ワントゥハ）」と表現していた。

解答

A1 拡張早期過剰心音は何か？

1．Ⅲ音 ・・・ ○2点

拡張早期過剰心音のうち健常若年者で聴取でき，低音を呈するのはⅢ音しかない。

2．僧帽弁開放音（opening snap：OS） ・・・・・・・・・・・・・・・・・・・・・・・・・・・・・・ ×0点

OSは僧帽弁狭窄症に特徴的な心音所見だが，中高音で胸骨左縁から心尖部で聴取する（☞p.50）。

3．心膜ノック音 ・・・ ×0点

心膜ノック音（pericardial knock sound）は収縮性心膜炎（constrictive pericarditis：CP）の際に聴取される拡張早期過剰心音で，典型例では前胸部で広く聴取される。

4．tumor plop ・・ △1点

tumor plopは，左房粘液腫が拡張期に僧帽弁口に陥頓する際に発生する心音で，やや低調な心音である。tumor plopが聴取できる例では僧帽弁狭窄症類似の自覚症状が出るので，本症例では可能性はきわめて低い。

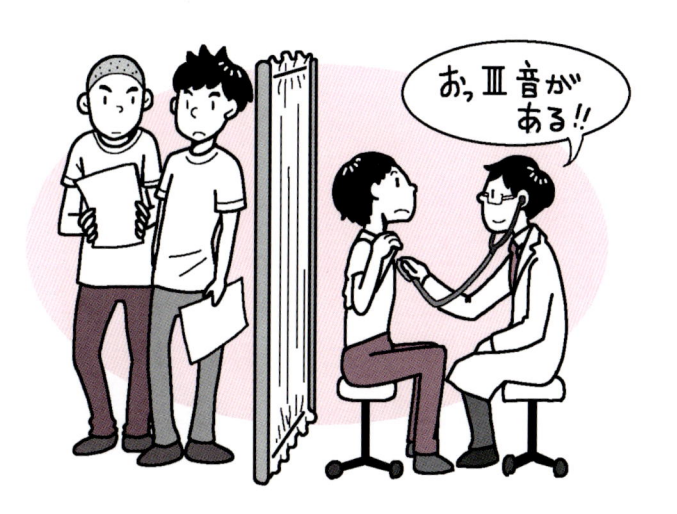

A2 聴診部位はどこか？

1．第3肋間胸骨右縁‥‥‥‥‥‥‥‥‥‥‥‥‥‥‥‥‥‥‥‥‥‥‥‥ × 0点
  拡張期過剰心音で第3肋間胸骨右縁で聴取できるものはほぼない。

2．第3肋間胸骨左縁‥‥‥‥‥‥‥‥‥‥‥‥‥‥‥‥‥‥‥‥‥‥‥‥ × 0点
  第3肋間胸骨左縁で聴取できる拡張期過剰心音の代表はMOSで，多くの場合，広範囲に聴取できる。Ⅱ音の分裂と混同しないように。

3．第4肋間胸骨左縁‥‥‥‥‥‥‥‥‥‥‥‥‥‥‥‥‥‥‥‥‥‥‥‥ △ 1点
  拡張期過剰心音のうち，第4肋間胸骨左縁付近で聴取されるものは多いが，Ⅲ音だけは別で，心尖部でのみ聴取される。第4肋間胸骨左縁でⅢ音が聴取されることはありうるが，この場合，右心性のⅢ音を疑うべきで，右心系にⅢ音を生じるような病態が存在する可能性がある。

4．心尖部‥‥‥‥‥‥‥‥‥‥‥‥‥‥‥‥‥‥‥‥‥‥‥‥‥‥‥‥‥‥ ○ 3点
  Ⅲ音は心尖部でのみ聴取できる低音の過剰心音だが，その他の特徴として，座位よりは仰臥位で，仰臥位よりは左側臥位でよく聴取できる。

本症例の一言

"Ⅲ音は超正常か超異常"

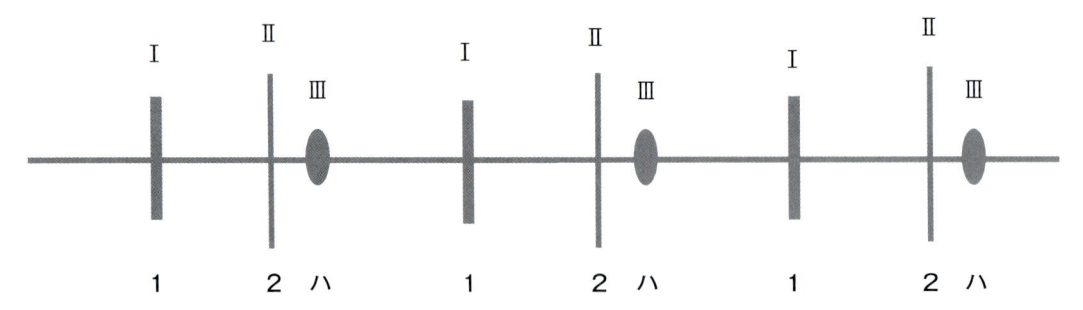

【図11】Ⅲ音のイメージ
心尖部でⅡ音の直後に聴こえる低音に注意する。

7 左側臥位，心尖部でのみ聴こえる低調な音

35歳，男性。検診にて心電図異常を指摘され受診。自覚症状はなく，既往歴に特記事項なし。叔父が突然死している。心電図では肢誘導Ⅱ，Ⅲ，胸部誘導Ⅴ3－6で陰性T波を認める。座位での聴診では心雑音，過剰心音はない。仰臥位では心尖拍動は触れず，左側臥位で聴診すると，心尖部でのみⅠ音の直前に低調な心音を聴取する。

身長170cm，体重65kg。血圧130/76mmHg，脈拍66/分，整。

Q1 左側臥位でⅠ音直前に心尖部で聴こえる低調な心音は何か？
1. Ⅰ音の分裂
2. 前収縮期雑音
3. Ⅳ音
4. Ⅲ音

Q2 診断は？
1. 拡張型心筋症
2. 肥大型心筋症
3. 高血圧性心臓病
4. 陳旧性心筋梗塞

心尖部

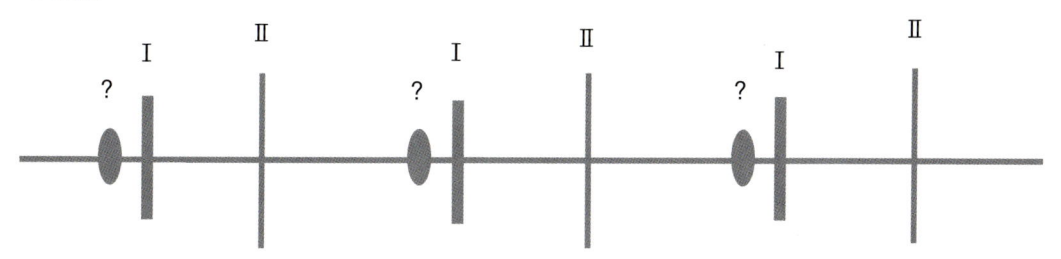

【図12】心音のイメージ
心尖部でⅠ音の前に低調な心音を聴取する。

> **解説**

　心音の中で最も習得が難しいものの一つにⅣ音がある。Ⅳ音はわかると聴いた瞬間判別できるようになるのだが，知らない人は意識を集中してもわからない。筆者はどことなく自転車に似ていると思っている。自転車に乗れるようになるためには何週間か練習が必要だが，いったん乗れるようになってしまうといとも簡単に乗れる。Ⅳ音も同じで，一度わかってしまうとちょっと意識を集中すれば聴いた瞬間わかる。あきらめずに頑張ってほしい。

　さて，Ⅳ音だが，3つの特徴がある。それは，①低音であること，②心尖部でのみ聴取できること，③座位よりも臥位，特に左側臥位でよく聴取できること，である。実はこの特徴はⅢ音にも共通しているので，これを筆者は「Ⅲ音Ⅳ音3原則」と名付けている（**表6**）。

【表6】Ⅲ音Ⅳ音3原則

① 低音である。
② 心尖部でのみ聴こえる。
③ 左側臥位でよく聴こえる。

　Ⅳ音は拡張末期の心房収縮によって発生するので，Ⅰ音の直前に聴こえる。低音なのでⅢ音同様「ア行」「ハ行」「ン」が近い。したがって，Ⅳ音Ⅰ音Ⅱ音は「ハダッタ」のようになる。Jules Constant 氏の表現を借りれば「ハ1, 2（ハ, ワントゥー）」となる。

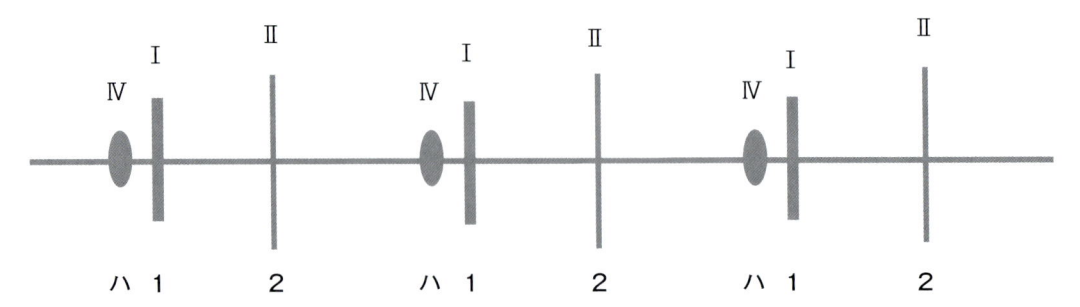

【図13】Ⅳ音のイメージ
心尖部でⅠ音の直前に聴こえる低音に注意する。

解答

A1 左側臥位でⅠ音直前に心尖部で聴こえる低調な心音は何か？

1. Ⅰ音の分裂　　　　　　　　　　　　　　　　　　　　　　　△1点
   Ⅰ音の分裂はリズム的には「ハダッタ」になるのでときに鑑別が難しい。しかしⅠ音は心尖部以外でも聴取できることが多いし，どちらかというと「ダダッタ」「ダカッタ」となる。

2. 前収縮期雑音　　　　　　　　　　　　　　　　　　　　　　△1点
   前収縮期雑音もⅠ音直前に聴こえる点でⅣ音との鑑別を要する。しかし，前収縮期雑音が単独で聴こえることはない。ほかにランブルや収縮期雑音などが伴うものだ。

3. Ⅳ音　　　　　　　　　　　　　　　　　　　　　　　　　　○3点
   低音，心尖部，左側臥位の3原則をぜひ覚えてほしい。

4. Ⅲ音　　　　　　　　　　　　　　　　　　　　　　　　　　×0点
   Ⅲ音はⅡ音の直後だ。

解説

　Ⅳ音を聴取しうるのは左房収縮が亢進しているからで，左房に負荷のかかった病態だ。ではどんな病態が左房負荷をきたすか？　左房に負荷がかかるのは，僧帽弁か左室に問題がある場合だ。後述するが，有意な僧帽弁疾患ではⅣ音は通常聴かれず，前収縮期雑音やⅢ音，ランブルが重要だ。したがってⅣ音を聴取するのはほとんどの場合，左室心筋に何らかの障害がある場合で，「心筋」の付く病気ではだいたいⅣ音を聴取し得る。心筋梗塞，心筋症，心筋炎，心筋肥大などなどだ。「Ⅳ音は心筋障害を示す」とは筆者の師匠の言葉。これをもう一歩進めると，心筋障害の結果，左室の拡張が障害され，その結果，左房に負荷がかかっているともいえる。したがって，「Ⅳ音は左室拡張障害を示す」ともいえる。

解答

A2 診断は？

1. 拡張型心筋症 ……………………………………………………………… △ 1点
   拡張型心筋症でもIV音は聴取するし，非特異的な心電図所見もしかり．しかし，心拡大を示唆する所見がまったくない点が合わないといえば合わない．最も疑うべき疾患とはいえない．

2. 肥大型心筋症 ……………………………………………………………… ○ 2点
   IV音と心電図の非特異的T波異常とくれば，真っ先に疑うべきは肥大型心筋症だ．

3. 高血圧性心臓病 …………………………………………………………… × 0点
   IV音は高血圧性心臓病においても重要な所見だ．しかし，肝心の高血圧がなければいえない．

4. 陳旧性心筋梗塞 …………………………………………………………… × 0点
   心筋梗塞は急性でも陳旧性でもIV音を聴取しうる重要な疾患だ．しかし，本症例では比較的若く，症状もないことから，心筋梗塞は考えにくい．

本症例の一言

"IV音を聴いたら左室拡張障害あり"

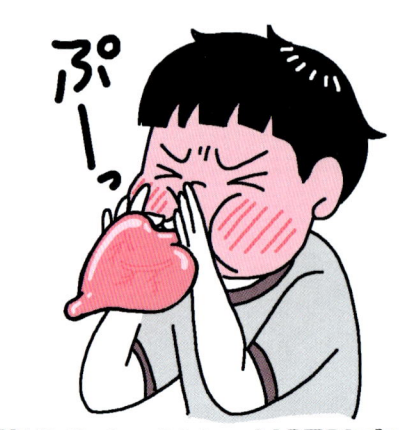

膨らみにくい＝拡張障害！

パート3

心雑音編

1　73歳の収縮期雑音

　73歳，男性。高血圧，脂質異常症にて通院中。自覚症状はない。聴診上，第3肋間胸骨右縁で 2/6 の収縮期雑音を聴取する。雑音はⅡ音までに終わり，Ⅱ音はよく聴こえる。仰臥位では心尖拍動を触れないが，左半側臥位では触知し，抬起的で二峰性である。

　身長 165cm，体重 64kg。血圧 156/80mmHg，脈拍 76/ 分，整。

Q1　誤りはどれか？

1. 雑音は汎収縮期雑音である
2. 高血圧歴は長いだろう
3. 雑音は経年的に変化することが多い
4. 手術適応はない

Q2　最も疑わしいのは？

1. 僧帽弁逆流
2. 老人性雑音
3. 大動脈弁狭窄
4. 肺動脈弁狭窄

第3肋間胸骨右縁

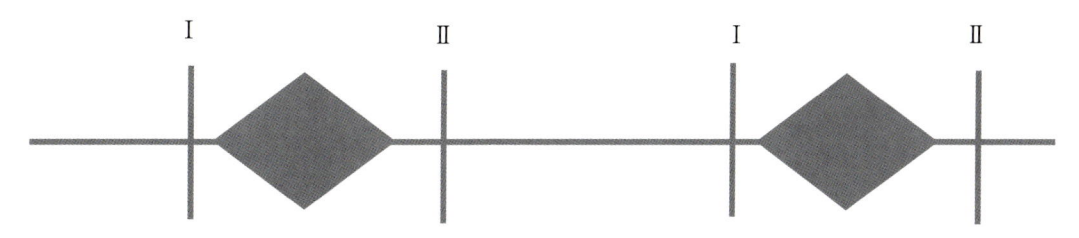

【図1】心音のイメージ
2/6 の駆出性収縮期雑音を聴取する。Ⅱ音はよく聴こえる。

解説

　さあ，ここからいよいよ雑音編だ。雑音編の最初は臨床で最もよく遭遇する「収縮期雑音」だ。収縮期雑音は駆出性と汎収縮期性に大別される。駆出性収縮期雑音（ejection systolie murmur）は大動脈弁狭窄，肺動脈弁狭窄や肥大型閉塞性心筋症などがその原因にあげられるが，それより何より，日常臨床では，原因のはっきりしないいわゆる「機能性雑音」とか「老人性雑音」と呼ばれる収縮期雑音があまりにも多いので悩ましい。老人性雑音は60歳以上では40〜60％に認められ，胸骨左縁ないし右縁を中心に聴取される駆出性収縮期雑音で，大動脈弁狭窄や僧帽弁逆流などの器質的な心疾患はない。雑音の音源は硬化した大動脈弁ないしS字状に屈曲した左室流出路と思われる。わが師Jules Constant氏は老人性雑音を50/50 murmur（fifty over fifty murmur，50歳以上の50％に聴取する雑音）と称したが，言い得て妙だと思う。

　さて，本症例だが，胸骨右縁で2/6の収縮期雑音を聴取する。雑音がⅡ音までに終わることから，駆出性収縮期雑音であることがわかる。また，Ⅱ音の減弱がないことから重症大動脈弁狭窄の可能性は低い。さらに，心尖拍動が抬起的かつ二峰性であることから，左房負荷をきたした左室肥大の存在が疑われる。一元論的に考えれば，いわゆる老人性雑音で高血圧歴が長く，背景に加齢と動脈硬化があるのだろう。

　しかし，この老人性雑音だが，40〜50歳代の比較的若年者で聴取したときは要注意で，それは **p.93，番外編1** をご参照いただきたい。

50/50 murmur!

Age>50yo

- Murmur
- No murmur

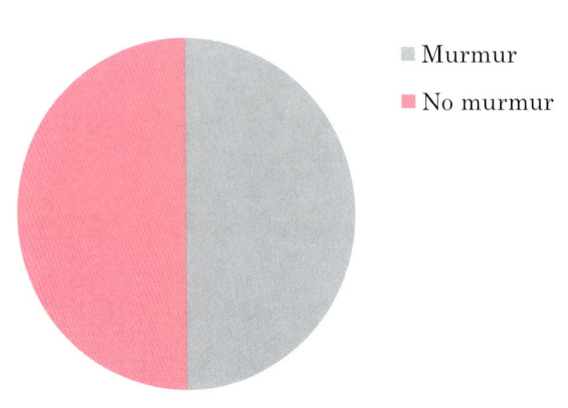

解答

A1 誤りはどれか？

1. 雑音は汎収縮期雑音である……………………………… ○（誤り） 2点

   雑音がⅡ音までに終わっていることより，駆出性収縮期雑音である。

2. 高血圧歴は長いだろう……………………………………… ×（正しい） 0点

   心尖拍動が抬起的で二峰性であり，左室肥大が疑われることから高血圧歴は長いと思われる。Ⅱ音が大きいことも高血圧に一致する（☞**p.58 有響性Ⅱ音**の項）。

3. 雑音は経年的に変化することが多い……………………… ×（正しい） 0点

   老人性雑音は大動脈弁硬化症と関連があると思われ，経年的に進行して大動脈弁狭窄にいたることもある。

4. 手術適応はない……………………………………………… ×（正しい） 0点

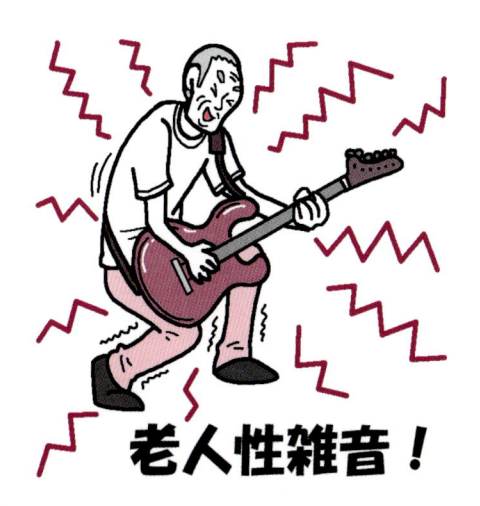

   有意な弁膜症はないと考えられる。

A2 最も疑わしいのは？

1. **僧帽弁逆流**……………………………………………………………… ×0点
   僧帽弁逆流の収縮期雑音は一般に汎収縮期雑音でⅡ音まで続き，ほとんど場合，心尖部で最強だ。

2. **老人性雑音**……………………………………………………………… ○2点
   駆出性収縮期雑音を胸骨右縁で聴取することから，音源が大動脈弁の可能性が高いと考えられる。Ⅱ音の減弱がないので有意な大動脈弁狭窄の可能性は低く，老人性雑音の可能性が高い。しかし，これには時々落とし穴があるので注意（☞**p.93 番外編1**）。

3. **大動脈弁狭窄**…………………………………………………………… △1点
   大動脈弁狭窄では雑音は駆出性だが，重症になれば雑音のピークは収縮期後半にずれ，Ⅱ音は減弱する結果，汎収縮期雑音との鑑別が困難となる。本症例は，雑音とⅡ音が離れていて，Ⅱ音の減弱がないので大動脈弁狭窄はないか，あっても軽症と思われるが可能性は残る。

4. **肺動脈弁狭窄**…………………………………………………………… ×0点
   収縮期雑音の最強点が胸骨右縁であり，Ⅱ音が大きいことから肺動脈弁は考えにくい。また，心尖拍動から左室肥大が疑われる点からも，肺動脈弁狭窄は否定的だ。

本症例の一言
"老人の半分には雑音がある"

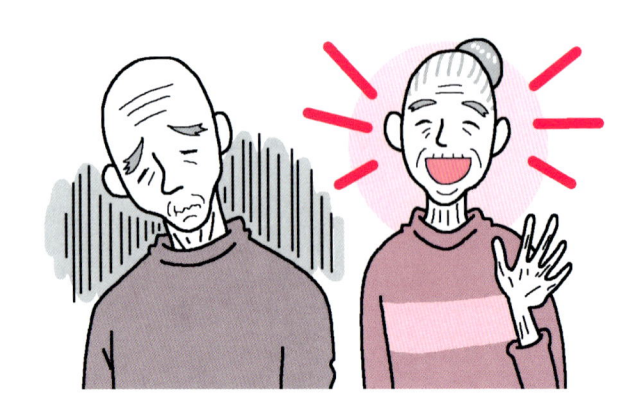

2 風邪で受診しただけなのに

　38歳，女性。風邪で受診した際に心雑音を指摘され，循環器外来を受診。自覚症状はない。心尖部に3/6の収縮期雑音を聴取し，第4肋間胸骨左縁では2/6，第3肋間胸骨左縁では1/6で聴取する。雑音はⅡ音まで続き，拡張中期に心尖部で低い雑音を聴取する。仰臥位で心尖拍動を第5肋間前腋下線上に触れる。頸静脈の怒張はなく，拍動は正常である。

　血圧134/70mmHg，脈拍80/分，整。学童期に検診で異常を指摘されたことはない。

Q1 最も疑われる疾患は？
1. 心室中隔欠損
2. 僧帽弁逆流
3. 肥大型閉塞性心筋症
4. 三尖弁逆流

Q2 重症度は？
1. 軽症
2. 中等症
3. 重症だが手術適応を考慮する必要はない
4. 重症で手術適応を考慮すべき

心尖部

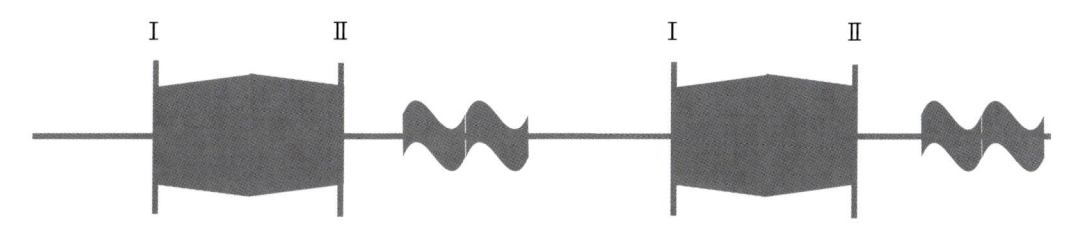

【図2】心音のイメージ
心尖部でⅡ音まで続く3/6の収縮期雑音と拡張中期に低調な雑音を聴取する。

解説

　もう一例，収縮期雑音の症例を考えよう。前問の駆出性収縮期雑音の原因は多いが，汎収縮期雑音（pan-systolic murmur）は成人の場合，僧帽弁逆流，三尖弁逆流および心室中隔欠損を鑑別すればよい（**表1**）。

　さて，本症例だが，Ⅱ音まで続く収縮期雑音を聴取するので汎収縮期雑音とわかる。心尖部で最強なので診断に関してはそれ程難しくないだろう。鑑別をしっかりしよう。問題は重症度評価だ。

【表1】成人で聴取する汎収縮期雑音

	僧帽弁逆流	心室中隔欠損	三尖弁逆流
雑音最強点	心尖部	第3-5肋間胸骨左縁	第4肋間胸骨左縁～心尖部内側
随伴聴診所見	Ⅲ音，ランブル	Ⅲ音	吸気時雑音増強 ☞p.21
視診，触診所見	心尖拍動の左方偏位，拡張早期波	前胸部にスリルを触れる	頸静脈収縮後期陽性波

解答

A1 最も疑われる疾患は？

1．心室中隔欠損……………………………………………………………… ×0点

学童期に異常を指摘されなかった点から，心室中隔欠損は除外できるだろう。

2．僧帽弁逆流………………………………………………………………… ○2点

心尖部で最強の汎収縮期雑音といえば，ほぼ僧帽弁逆流で決まりだ。心尖部で聴取される拡張早期から中期の低い雑音はランブルだ。心尖部の汎収縮期雑音にランブルやⅢ音を聴取すれば，僧帽弁逆流は確定的で，僧帽弁狭窄症を合併していない限りほぼ重症と考えてよい。

3．肥大型閉塞性心筋症……………………………………………………… △1点

肥大型閉塞性心筋症の左室流出路狭窄による収縮期雑音もⅡ音まで続くことがあり，汎収縮期雑音との鑑別が困難なことがある。しかし，肥大型閉塞性心筋症の場合，雑音は通常胸骨左縁で最強である。ただし，肥大型閉塞性心筋症では僧帽弁逆流をしばしば合併し，心尖部でも雑音を聴取することは多い。厳密な鑑別は頸動脈拍動や姿勢による雑音の変化などの情報が必要だが，得られた情報からは僧帽弁逆流の可能性が高い。

4．三尖弁逆流………………………………………………………………… △1点

汎収縮期雑音を呈する疾患として鑑別が必要だ。三尖弁逆流の汎収縮期雑音は下位肋間の胸骨左縁を中心に，時に心尖部付近まで聴取される。本症例では雑音は心尖部で最強であり，僧帽弁逆流を最も強く疑うが，三尖弁逆流は除外しきれない。しかし，本症例では心尖拍動を前腋下線上に触れ，心拡大をきたしており，これが三尖弁逆流によるものであれば，重症の三尖弁逆流の存在が必要だ。重症の三尖弁逆流であれば，頸静脈拍動に収縮後期陽性波を認めるはずだが（☞p.21 視診，触診編5），本症例ではそれを欠くことから，三尖弁逆流を合併している可能性はあるが，主病変の可能性は低い。

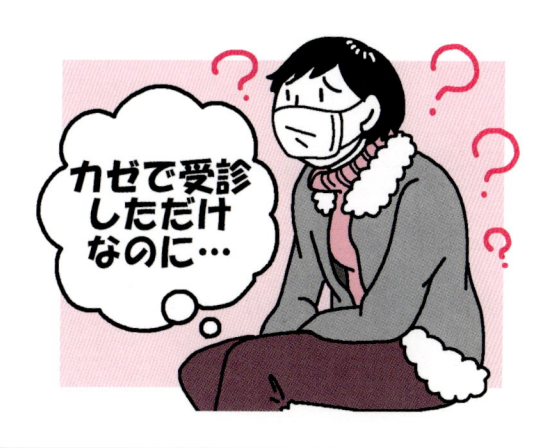

A2 重症度は？

1. 軽症 ·· × 0点
2. 中等症 ·· × 0点
   僧帽弁逆流でランブルを聴取する場合，中等症以上である。さらに心拡大を伴っていれば，重症の可能性がきわめて大きい。
3. 重症だが手術適応を考慮する必要はない ································· × 0点
   問題は手術適応があるかどうかだが，症状がないから手術適応がないとはいい切れない。すでに心拡大をきたしていることから，手術を検討すべきである。
4. 重症で手術適応を考慮すべき ·· ○ 2点
   重症慢性僧帽弁逆流で症状がない場合でも，左室拡大が著明な場合，左室駆出率が60％以下の場合，心房細動や肺高血圧を合併した場合，僧帽弁逸脱で僧帽弁形成術ができる可能性が高い場合などは手術が勧められる（図3）。

本症例の一言

"Ⅲ音ないしランブルを伴うMRは重症"

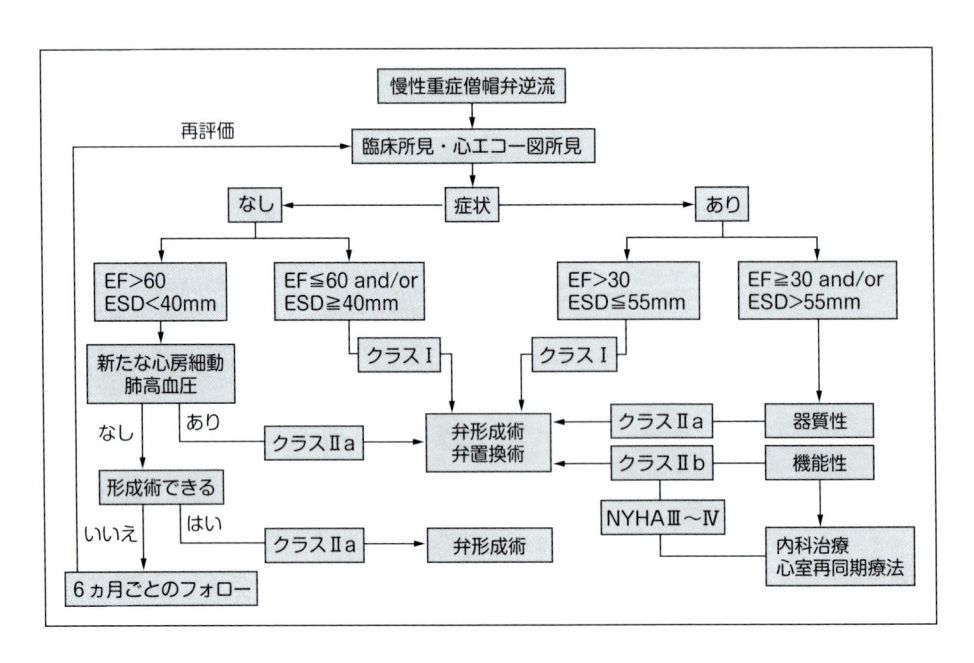

【図3】弁膜疾患の非薬物治療に関するガイドライン

（日本循環器学会 2007 年改訂）

3 胸骨右縁の拡張期雑音

51歳，男性。職場検診で胸部X線写真上，心陰影の拡大を指摘され受診。自覚症状はない。第3肋間胸骨右縁にⅡ音に始まる漸減性の2/6の拡張期雑音を，同部に2/6の収縮期雑音を聴取する。Ⅱ音は大きくはっきり聴取できる。両側頸部に収縮期に一致した拍動を視認できる。心尖拍動は仰臥位で正中から13cmに触れる。

身長176cm，体重75kg。血圧160/68mmHg，脈拍80/分，整。

Q1 本症例に認められる所見はどれか？
1. 頸動脈拍動の立ち上がりは遅い
2. 下肢血圧は低下する
3. 左半側臥位で心尖拍動に拡張早期波を認める
4. 二峰性頸動脈拍動を触れる

Q2 治療方針決定に最も重要な検査は？
1. 胸部単純CT
2. 経胸壁心エコー図
3. 経食道心エコー図
4. 冠動脈CT

第3肋間胸骨右縁

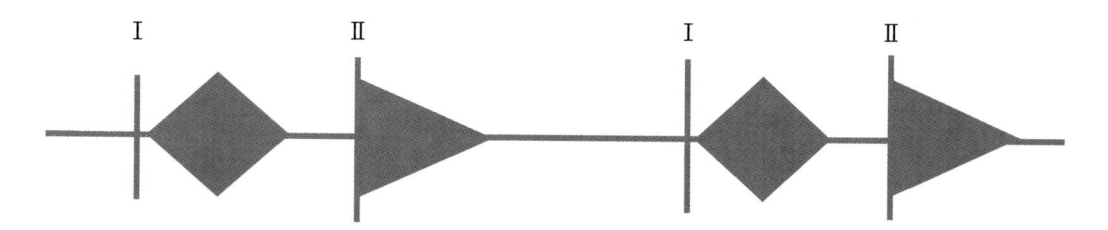

【図4】心音のイメージ
Ⅱ音に始まる漸減性の拡張期雑音と収縮期雑音を聴取する。

解説

　拡張期雑音の問題。拡張期雑音を呈するのは大動脈弁逆流，肺動脈弁逆流，僧帽弁狭窄症，心房中隔欠損などでそれ程多くない。中でも比較的よく遭遇するのは大動脈弁逆流だ。大動脈弁逆流は**視診，触診編7**（**p.26**）でも触れたように収縮期前方拍出量が多く，拡張期は大動脈から左室へ逆流するため脈圧が大きくなり，それが大きな動脈拍動として視認できることがある。このことから大動脈弁逆流の診断はそれ程難しくない。

　さて，本症例では第3肋間胸骨右縁に拡張期雑音を聴取する。大動脈弁逆流において雑音が胸骨右縁で強いものを「right sided AR」と称する。Right sided ARは上行大動脈の拡大を疑う重要な所見だ。

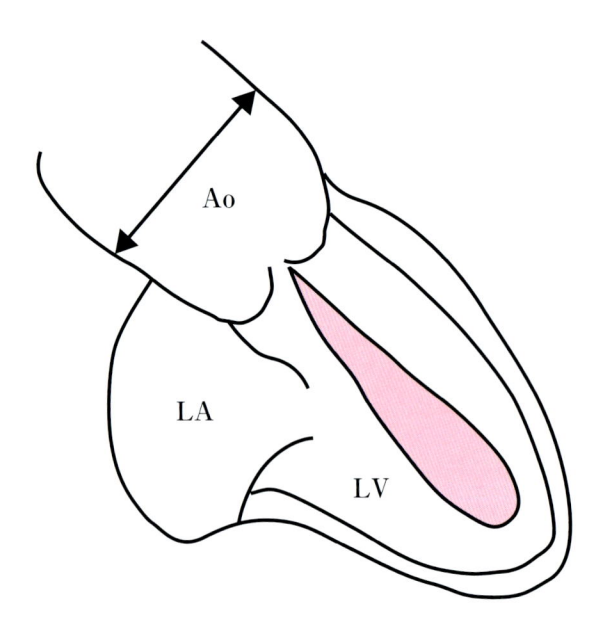

【図5】"right sided AR"
胸骨右縁で，大動脈弁逆流が最強のときは上行大動脈の拡大を疑う。
Ao：大動脈，LA：左房，LV：左心室

解答

A1 本症例に認められる所見はどれか？

1. 頸動脈拍動の立ち上がりは遅い………………………………………… × 0点
   頸動脈拍動の立ち上がりが遅くなるのは大動脈弁狭窄で、大動脈弁逆流では立ち上がりは早く振幅は大きくなる。

2. 下肢血圧は低下する……………………………………………………… × 0点
   大動脈弁逆流では下肢血圧が上昇する。

3. 左側臥位で心尖拍動に拡張早期波を認める…………………………… × 0点
   心尖拍動に拡張早期波を認めるのは僧帽弁逆流である。

4. 二峰性頸動脈拍動を触れる……………………………………………… ○ 2点
   重症大動脈弁逆流では立ち上がりが早く、振幅の大きい頸動脈拍動となるが、典型例ではさらに頸動脈拍動は二峰性を呈する（図6）。

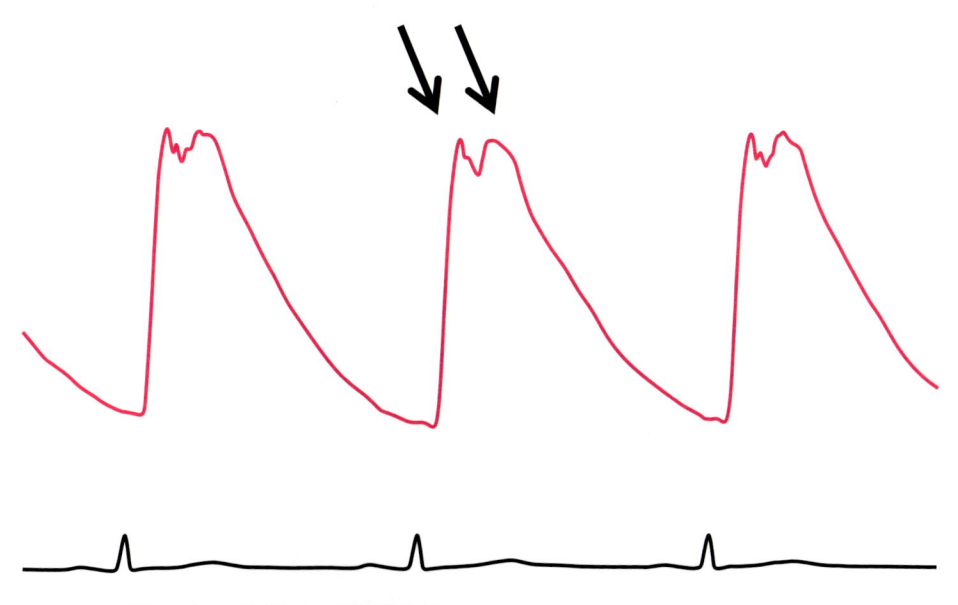

【図6】二峰性の頸動脈拍動
大動脈弁狭窄の合併のない大動脈弁逆流では頸動脈拍動が二峰性を呈する（矢印）。

A2 治療方針決定に最も重要な検査は？

1. **胸部単純ＣＴ** ………………………………………………………… ×0点
   胸部単純ＣＴでは大動脈径の評価が可能であり，手術を検討するうえでは不可欠だが，治療方針決定に最も重要なのは，大動脈弁逆流の重症度評価である。

2. **経胸壁心エコー図** …………………………………………………… ○3点
   大動脈弁逆流の重症度評価には経胸壁心エコー図が最適で，逆流の重症度（逆流量，逆流分画，逆流弁口面積）に加えて，左室の大きさや機能の評価が可能である。また，大動脈基部〜上行大動脈径の計測が可能である（**図7**）。

3. **経食道心エコー図** …………………………………………………… ×0点
   経食道心エコー図では，大動脈弁や上行大動脈の詳細な観察などが可能であるが，重症度評価には必ずしも最適ではない。

4. **冠動脈ＣＴ** …………………………………………………………… △1点
   手術となれば冠動脈の評価は不可欠だが，大動脈弁逆流の重症度評価には適さない。

本症例の一言

"胸骨右縁の拡張期雑音は上行大動脈の拡大を疑え"

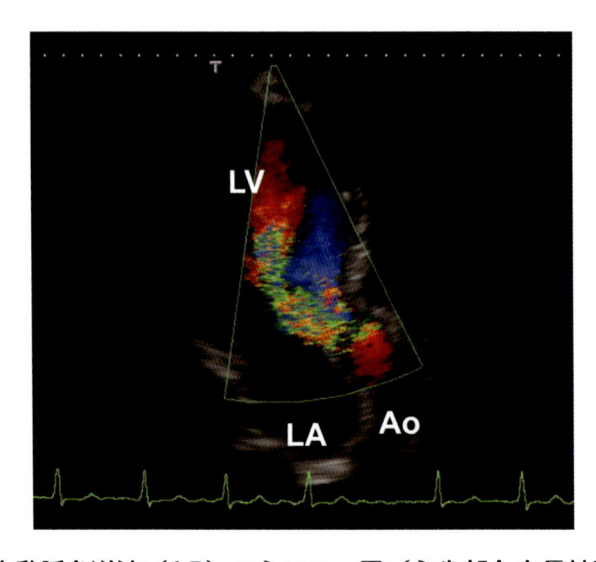

【図7】大動脈弁逆流（AR）の心エコー図（心尖部左室長軸断層図）

拡張期に大動脈（Ao）から左室（LV）への逆流を認める。
経胸壁心エコーではARの重症度，左室の大きさや機能に加え，さらに大動脈基部〜上行大動脈の評価が可能である。

4　Ⅱ音をまたぐ雑音？

　50歳，女性。検診で高血圧を指摘され受診。自覚症状なし。第2肋間胸骨左縁に，収縮期に雑音を聴取するが，雑音はⅡ音をまたいで，拡張期に及んで拡張末期にはほとんど消失する。

　血圧160/70mmHg，脈拍80/分，整。これまで心雑音は指摘されたことはない。

Q 診断は？

1. 冠動脈瘻
2. Valsalva洞動脈瘤破裂
3. 動脈管開存症
4. 機能性雑音

第2肋間胸骨左縁

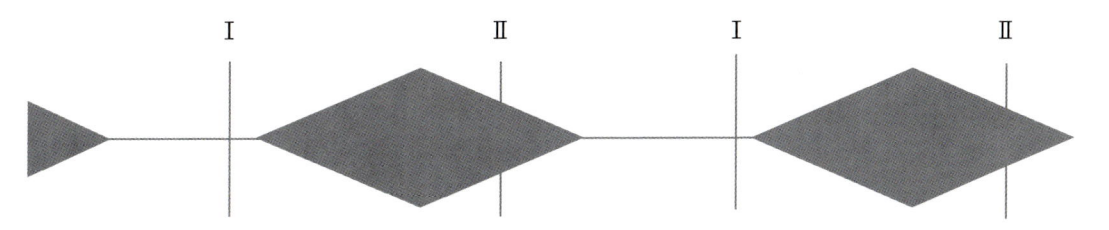

【図8】心音のイメージ
雑音はⅡ音をまたぐ感じで聴取される。

解説

収縮期の雑音だが拡張期に及ぶ？　いったいこれは何だ?!　しかも聴診部位のみで，その他の情報はほとんどなし。これで診断がわかるのか？　と思うかもしれない。

まず，収縮期に聴取する雑音で「Ⅱ音をまたぐ」というのはどういうことか？　これは収縮期雑音ではなく，連続性雑音だ。連続性雑音は収縮期，拡張期を通じて絶え間なく聴こえる雑音だが，常に心周期すべてで聴こえるとは限らない。症例によっては心周期の一部でしか聴こえないこともある。この場合，ポイントとなるのが「Ⅱ音をまたぐ」かどうかだ。連続して聴こえなくてもⅡ音をまたいだら連続性雑音だ。

本症例でもそうだが，連続性雑音はしばしば見逃されている。それは，上記のごとく連続性雑音といっても心周期すべてにわたって聴こえるとは限らないからだ。さて，その連続性雑音だが，覚えておくべき疾患は3つ，そして聴取部位でほぼ診断は決まる（図9）。

解答

A　診断は？

1. 冠動脈瘻（coronary fistula） ……………………………………… ×0点
   冠動脈瘻の雑音の最強点は第4肋間胸骨左縁付近のことが多いが，短絡の開口部によって異なり，背部で最強のこともある。
2. Valsalva洞動脈瘤破裂 …………………………………………… ×0点
   Valsalva洞動脈瘤破裂では雑音は第3肋間胸骨左縁付近だ。
3. 動脈管開存症（PDA） ……………………………………………… ○2点
   動脈管開存症では雑音は第2肋間胸骨左縁付近だ。
4. 機能性雑音 ………………………………………………………… ×0点
   「Ⅱ音をまたぐ」機能性雑音というものはない。

本症例の一言

"連続性雑音はⅡ音をまたぐ"

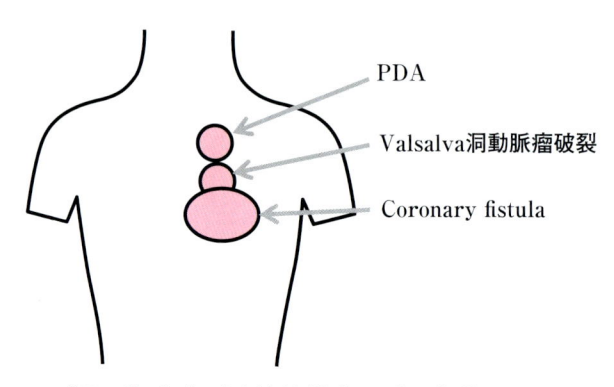

【図9】疾患別連続性雑音の聴取部位

5 行ったり来たり雑音

　73歳，男性。高血圧にて通院中。心雑音を指摘され循環器内科紹介となる。趣味でテニスをしているが，同世代のプレーヤーたちと比較して息切れの程度は変わらない。聴診所見では第3肋間胸骨右縁に3/6の駆出性収縮期雑音と2/6のⅡ音から始まる漸減性の拡張期雑音を聴取する。収縮期雑音は心尖部，左右の鎖骨部でも聴取する。Ⅱ音はやや弱い。頸動脈拍動の触知は容易だが，立ち上がりはやや遅い印象で，軽い振戦を伴う。心尖拍動を仰臥位で正中より11cm外側に触れ，左半側臥位にすると抬起的で二峰性である。
　身長170cm，体重60kg。血圧150/70mmHg，脈拍66/分，整。

Q1 診断は？
1. 大動脈弁狭窄
2. 大動脈弁狭窄兼逆流
3. 大動脈弁逆流＋僧帽弁逆流
4. 肺動脈弁狭窄兼逆流

Q2 病態として正しいのはどれか？
1. 上行大動脈の拡大が疑われる
2. 左室肥大はない
3. 心拡大はない
4. 肺高血圧が疑われる

第3肋間胸骨右縁

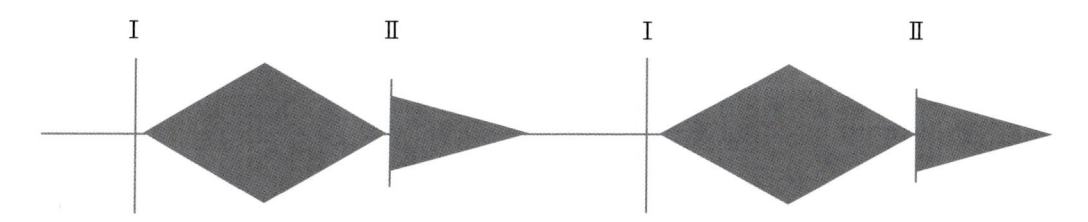

【図10】心音のイメージ
Ⅱ音を境に収縮期，拡張期に雑音を聴取する。

解説

　往復雑音の問題。往復雑音はⅡ音を境に収縮期雑音と拡張早期雑音を聴取するものをいう。往復雑音はブランコ雑音とかシーソー雑音などとも称される。往復雑音と連続性雑音との違いは「雑音がⅡ音をまたぐ」か否かで，前項のごとく連続性雑音ではⅡ音をまたぐが，往復雑音ではⅡ音を境に雑音が変わる。往復雑音を聴取するのは大動脈弁狭窄兼逆流（ASR）が代表的だが，ほかにも大動脈弁逆流＋僧帽弁逆流，大動脈弁逆流＋心室中隔欠損，肺動脈弁狭窄兼逆流などが考えられる。鑑別はそれぞれの疾患の雑音の鑑別であり，特別な方法はないが，大動脈弁狭窄兼逆流では頸動脈拍動で振戦（shudder）を触れることがある。shudder は大動脈弁狭窄や大動脈弁狭窄兼逆流に特徴的な所見であり，往復雑音を聴取して shudder を触れれば ASR は確定だ。

　本症例も胸骨右縁で AR 雑音をよく聴取できることから，'right sided AR' が疑われる（☞**p.82**）。さらに心尖拍動を正中から 11cm に触れる点から心拡大をきたしており，その拍動は二峰性だから左室肥大があり，左房負荷のかかった状態であることが推定できる。まとめれば，上行大動脈の拡大を伴った ASR で，左室拡大（遠心性肥大）をきたし，左房に負荷がかかっているということになる。

【表2】往復雑音を呈する疾患

- 大動脈弁狭窄兼逆流（ASR）
- 大動脈弁逆流＋心室中隔欠損（AR＋VSD）
- 大動脈弁逆流＋僧帽弁逆流（AR＋MR）
- 肺動脈弁狭窄兼逆流（PSR）

解答

A1 診断は？

1. **大動脈弁狭窄** ………………………………………………………………… × 0点

   shudder の存在は AS 単独でも矛盾はないが，第３肋間胸骨右縁で 2/6 の拡張早期雑音を聴取することから AS 単独はない。

2. **大動脈弁狭窄兼逆流** ………………………………………………………… ○ 2点

   第３肋間胸骨右縁の拡張早期雑音，shudder から典型的な大動脈弁狭窄兼逆流といえる。

3. **大動脈弁逆流＋僧帽弁逆流** ………………………………………………… × 0点

   大動脈弁逆流のみでは shudder は通常呈さない。また，僧帽弁逆流であれば収縮期雑音は心尖部が中心となる。

4. **肺動脈弁狭窄兼逆流** ………………………………………………………… × 0点

   肺動脈弁の雑音は第３ないし４肋間胸骨左縁である。また，shudder の存在は雑音の音源が大動脈弁であることを強く示唆する。

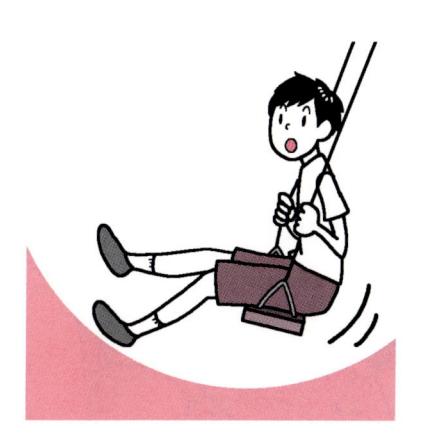

A2 病態として正しいのはどれか？

1. **上行大動脈の拡大が疑われる**……………………………………… ○ 2点
   「right sided AR」すなわち胸骨右縁に最強点を有する大動脈弁逆流雑音では，大動脈の拡大を疑うべきだ．

2. **左室肥大はない**……………………………………………………… × 0点
   心尖拍動の左方偏位があって，二峰性心尖拍動を呈するとなると，まず間違いなく左室肥大があると考えるべきで，なかった場合のほうが問題だ．

3. **心拡大はない**………………………………………………………… × 0点
   心尖拍動の左方偏位（正中から11cm）は心拡大を疑うのに十分な情報だ．

4. **肺高血圧が疑われる**………………………………………………… × 0点
   肺高血圧を疑う所見は抬起的な傍胸骨拍動やⅡPの亢進，高調な肺動脈弁逆流雑音（Graham Steell雑音）などだが，拡張早期雑音が胸骨右縁で聴取されることより肺動脈弁逆流は考えにくい．

本症例の一言
"往復雑音に shudder があれば ASR"

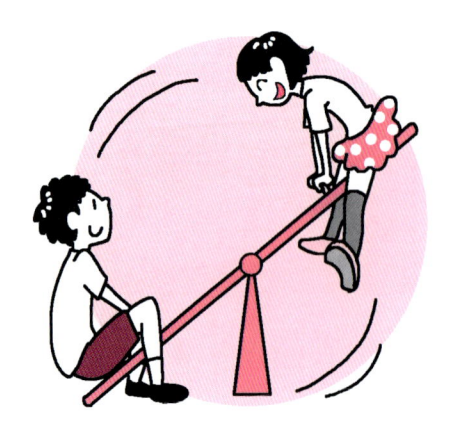

パート4

番外編

1　I音の大きな分裂

42歳，男性。運動中の失神で来院。I音は分裂しており，第3肋間胸骨左縁，心尖部で確認できる。II音の分裂はなく減弱もない。第3肋間胸骨右縁に2/6の駆出性収縮期雑音を聴取する。傍胸骨拍動，頸静脈の怒張はない。

Q1　I音の分裂の構成成分として考えられるのは何か？
1. 僧帽弁成分と三尖弁成分
2. 僧帽弁成分と大動脈駆出音
3. 三尖弁成分と大動脈駆出音
4. 僧帽弁成分と肺動脈駆出音

Q2　診断は？
1. 右脚ブロック
2. Ebstein 奇形
3. 大動脈二尖弁
4. 左脚ブロック

第3肋間胸骨左縁

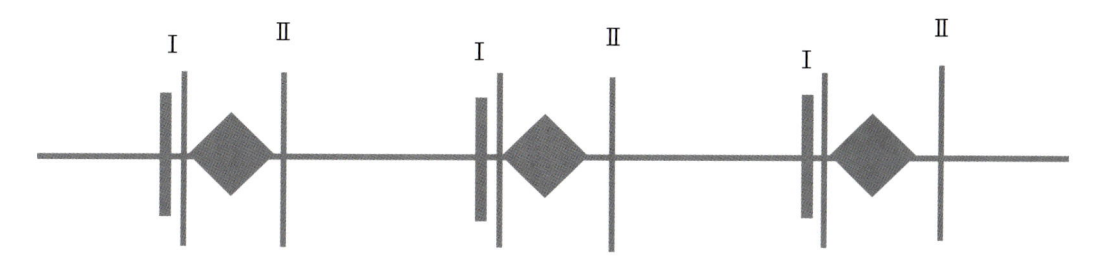

【図1】心音イメージ
I音は大きく分裂し，II音も明瞭で2/6の駆出性収縮期雑音を聴取する。

解説

　Ⅰ音をよく聴くと，しばしば分裂している。しかし，その構成成分をはっきり同定することは困難だし，Ⅱ音の分裂ほど診断や病態の把握に大きな手がかりとなることは少ない。しかし，時々重要な情報をもたらすことがあるので覚えておいてほしい。Ⅰ音を構成しうる心内事象は僧帽弁閉鎖（M1），三尖弁閉鎖（T1）に加えて半月弁の開放に伴う心音，すなわち駆出音（ejection sound：ES）が含まれる。つまり M1，T1，大動脈駆出音（A1），肺動脈駆出音（P1）の4つがⅠ音分裂の構成要素になり得る。一般に，右心系のⅠ音である T1 や P1 は右心系疾患がなければ音は小さく，聴取できる範囲も狭い。一方，左心系Ⅰ音である M1 や A1 は広く前胸部で聴取できることが多い。

　さて本症例だが，Ⅰ音の分裂があってそのⅠ音の分裂は前胸部の広い範囲で聴取される。右心系の負荷所見はない。このことから，本症例におけるⅠ音分裂の構成要素は左心系Ⅰ音（M1，A1）であると考えられる。

　本症例は，大動脈二尖弁による大動脈弁狭窄をきたしており，そのために失神をきたしていたことが心エコー検査で判明した。大動脈二尖弁による大動脈弁狭窄は時として三尖の大動脈弁狭窄と異なり，雑音が軽かったり，Ⅱ音の減弱を欠いたりすることがあるので要注意だ。

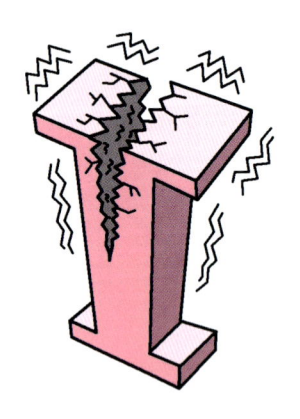

解答

A1 Ⅰ音の分裂の構成成分として考えられるのは何か？

一般に右心系の心音は左心系の心音に比し小さく，右心系の負荷がない限り広く前胸部で聴取することはない。本症例では，傍胸骨拍動や頸静脈の怒張など右心系負荷所見がないので，Ⅰ音の分裂の構成音はいずれも左心系に由来する可能性が高い。

1. **僧帽弁成分と三尖弁成分** ……………………………………………… × 0点
   M1は広く前胸部で聴取するが，T1は胸骨左縁付近に限られる。

2. **僧帽弁成分と大動脈駆出音** …………………………………………… ○ 2点
   広く前胸部で聴取し，駆出性収縮期雑音を伴うのが大動脈駆出音の典型である。

3. **三尖弁成分と大動脈駆出音** …………………………………………… × 0点
   前述のごとく，右心系の負荷がなければT1を広く聴取することはない。

4. **僧帽弁成分と肺動脈駆出音** …………………………………………… × 0点
   肺動脈弁の駆出音も右心系負荷所見がなければ広い範囲では聴取しない。

A2 診断は？

1. **右脚ブロック** ………………………………………………………… × 0点
   右脚ブロックではⅡ音の幅広い分裂が特徴的である。Ⅰ音の分裂もあるが，この場合の構成要素はM1，T1である。

2. **Ebstein奇形** …………………………………………………………… △ 1点
   Ebstein奇形では三尖弁前尖が大きく，T1が大きく聴取され，sail soundと表現される。M1，T1の組み合わせならば，まず第一にあげるべき鑑別診断だ。

3. **大動脈二尖弁** ………………………………………………………… ○ 2点
   大動脈二尖弁では駆出音が特徴的だ。駆出音はA1ないしP1のことで，ejection clickと称されることもある。大動脈駆出音，すなわちA1がはっきり聴取されるときはⅠ音の大きな分裂として聴こえ，大動脈二尖弁や上行大動脈の拡大などが疑われる。また，大動脈二尖弁は大動脈弁狭窄や大動脈弁逆流の原因として重要で，駆出音が発見のきっかけとなることがある。

4. **左脚ブロック** ………………………………………………………… × 0点
   左脚ブロックはⅡ音の奇異性分裂と関連が深い。大動脈駆出音とは関係ない。

本症例の一言

"Ⅰ音の大きな分裂は二尖弁を疑え"

Column BAV

　BAVとはbicuspid aortic valveの略で大動脈二尖弁のことである。BAVは最も多い先天性心奇形で，これまでの欧米の報告では人口の0.5〜2%に認められるとされている。大動脈二尖弁は大動脈弁狭窄や大動脈弁逆流の原因としても重要だが，同時に上行大動脈の拡大や解離をきたすことも知られている。さらに，大動脈二尖弁は時に感染性心内膜炎を合併することがあるので，大動脈二尖弁の患者ではこれらの合併症に留意をしてフォローすべきである。有意な弁膜症がなくても大動脈二尖弁であることがあらかじめわかっていれば，対処やフォローのしようもあると思う。診断に際しては，駆出音の聴取が契機になることは本症例で述べたとおりである。

　さらに，本症例のように大動脈二尖弁は，有意な大動脈弁狭窄をきたしているにもかかわらず雑音が弱く，Ⅱ音も明瞭に聴取することがあるので注意が必要である。

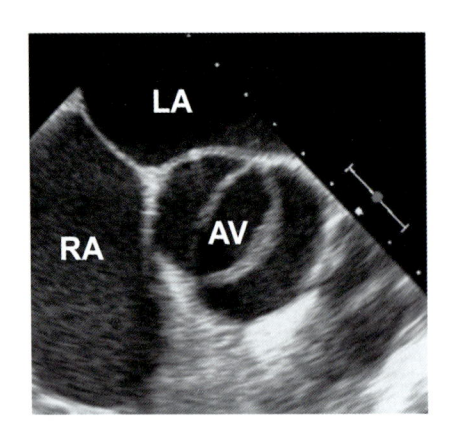

【図2】大動脈二尖弁（前後型，経食道心エコー図）
大動脈弁（AV）は通常の三尖でなく，前尖と後尖の二尖で構成されている。
LA：左房，RA：右房

2　拡張型心筋症のⅡ音分裂

　60歳，男性。拡張型心筋症による心不全のため，入退院を繰り返している。治療法の検討のため入院。Ⅰ音は減弱しており，第3肋間胸骨左縁で呼気時にⅡ音の分裂を認め，Ⅱ音のうち，後半の成分のほうが大きい。吸気ではⅡ音の分裂はなく，心尖部では呼気，吸気ともⅡ音の分裂は認めない。

Q1　Ⅱ音の分裂様式は何か？
1. 正常呼吸性分裂
2. 病的呼吸性分裂
3. 奇異性分裂
4. 固定性分裂

Q2　病態の把握として適切なのは？
1. 肺高血圧合併
2. 左脚ブロック
3. 右脚ブロック
4. 右心不全合併

第3肋間胸骨左縁

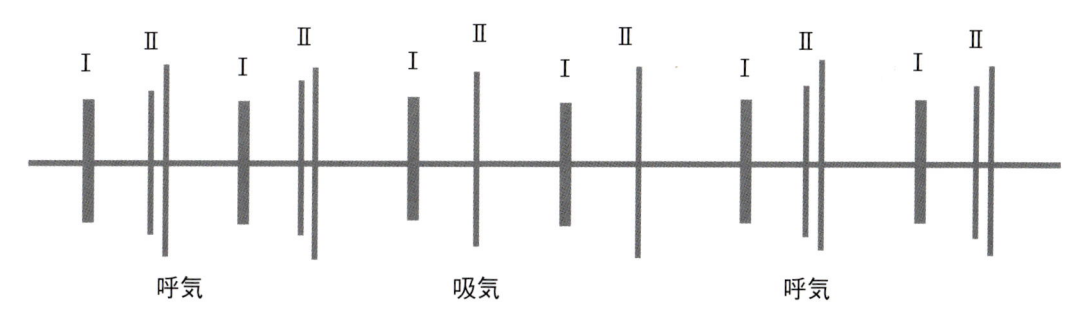

【図3】心音のイメージ
Ⅱ音は吸気で単一，呼気で分裂し，後のほうが大きい。

> **解説**

　Ⅱ音の分裂に関する問題．呼気で分裂を認め，その後半成分のほうが大きい場合，可能性としては①奇異性分裂と②病的ないし固定性分裂でⅡPが亢進している場合の2つが考えられる．後者の場合，吸気でも分裂が認められること，さらに心尖部でも分裂が認められる可能性があることから判別可能だ．本症例は呼気でⅡ音分裂があり，その後半成分が大きく，吸気で分裂を認めないことから，奇異性分裂であることがわかる．いずれにしてもⅡ音の分裂を聴取し，その後のほうが大きい場合は異常であり，分裂様式を確認するとともに原因疾患を探る必要がある．

　奇異性分裂は左脚ブロックなどで聴取されるが，「なにか病気がかくれている」と考えるべきで，奇異性分裂で正常心ということはまずない．奇異性分裂では左室の収縮が右室に対し遅れるが，電気的に左室の脱分極が遅れるのは左脚ブロックであり，奇異性分裂をきたしている例では左脚ブロックを認めることが多く，逆もまた真である．筆者はⅡ音の奇異性分裂を聴取して，心電図で左脚ブロックを認めると「やっぱり」と内心ほくそ笑む．

> **解答**

A1　Ⅱ音の分裂様式は何か？

1．正常呼吸性分裂 ×0点

　正常呼吸性分裂では呼気でⅡ音の分裂は認めない．

2．病的呼吸性分裂 ×0点

　病的呼吸性分裂では呼気でⅡ音の分裂を認めるが，ⅡA，ⅡPの順であり，ⅡPの亢進がないときは後半部分のほうが小さい，すなわちⅠ音Ⅱ音は「ダッタラ」となる．しかし，病的呼吸性分裂でⅡPの亢進を伴えば，ⅡA，ⅡPの順でも後半成分のほうが大きくなり，「ダッタ」となる．しかし，吸気時はさらに大きな分裂となる．

3．奇異性分裂 ○2点

　Ⅱ音の分裂が呼気時に認められ，その後半成分が大きいときはまず奇異性分裂を疑う．吸気での分裂を確認すれば判定は容易である．

4．固定性分裂 ×0点

　固定性分裂はASDが有名だが，肺塞栓症や右脚ブロックでも聴取することがある．また，しばしば右心系疾患を合併しており，ⅡPは亢進していることが多い．これも呼吸で判定は簡単である．

A2 病態の把握として適切なのは？

1. 肺高血圧合併 ·· ×0点
    肺高血圧の発見のきっかけとしてⅡPの亢進は重要である．しかし，本症例はⅡPの亢進はなく，肺高血圧は考えにくい．

2. 左脚ブロック ·· ○2点
    奇異性分裂では左室の脱分極が右室に対して遅れるため，左室収縮も遅れる．この結果，大動脈弁の閉鎖が遅れ，ⅡAが遅くなる．

3. 右脚ブロック ·· ×0点
    右脚ブロックでは病的呼吸性分裂を呈することがあるが，奇異性分裂はきたさない．

4. 右心不全合併 ·· ×0点
    右心系に問題があるときは病的呼吸性分裂をきたすことが圧倒的に多く，奇異性分裂では左心系に問題があることが多い．

本症例の一言
"Ⅱ音分裂の後半成分を聴け"

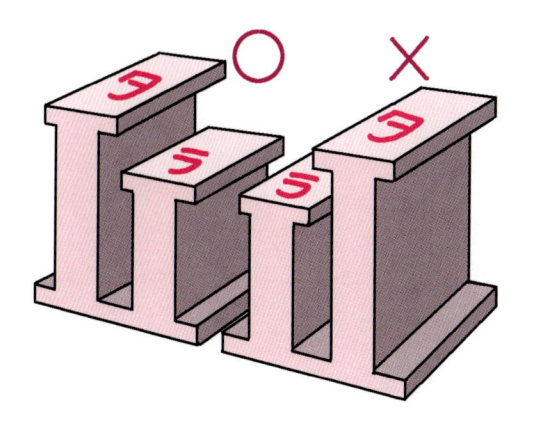

Column 心臓再同期療法（cardiac resynchronization therapy：CRT）

　慢性心不全に対する治療として，心臓再同期療法（cardiac resynchronization therapy：CRT）が施行されるようになった。CRTは右室と冠静脈にペーシングリードを留置して双方を適切な時間差でペーシングすることで，左室収縮の非同期性（dyssynchrony）を是正し，左室収縮の同期性を回復させることによって心不全を治療しようというものだ。この治療の適応となるのは，左室収縮のdyssynchronyが強い，部位により収縮に時間的にずれがある症例である。では，dyssynchronyがあれば全例CRTが効く（responder）かというとそうでもなく，CRTが奏功しない例（non-responder）も少なくない。Responderとnon-responderの予測に関してはこれまで幾多の研究で検討されているが，心電図所見では，広いQRS波，左脚ブロックなどがresponderを示唆する所見とされており，一方，心エコーでは今のところ有効な指標は確立していない。では，聴診ではどうか？　筆者はⅡ音の奇異性分裂を呈する収縮不全心はCRTのよい適応だと信じている。心電図での左脚ブロックと聴診所見におけるⅡ音の奇異性分裂は非常に近い関係にあるから，左脚ブロックがresponderを示唆すれば，奇異性分裂も同様の理由でresponderの可能性が高いといえるかもしれない。しかし，筆者は独断と偏見で，奇異性分裂は左脚ブロックよりresponderの予測に有効ではないかと思っている。その理由は，左脚ブロックが電気的なdyssynchronyを表すのに対し，奇異性分裂は大動脈弁の閉鎖の遅れを意味し，機械的なdyssynchronyを反映すると思われるからだ。

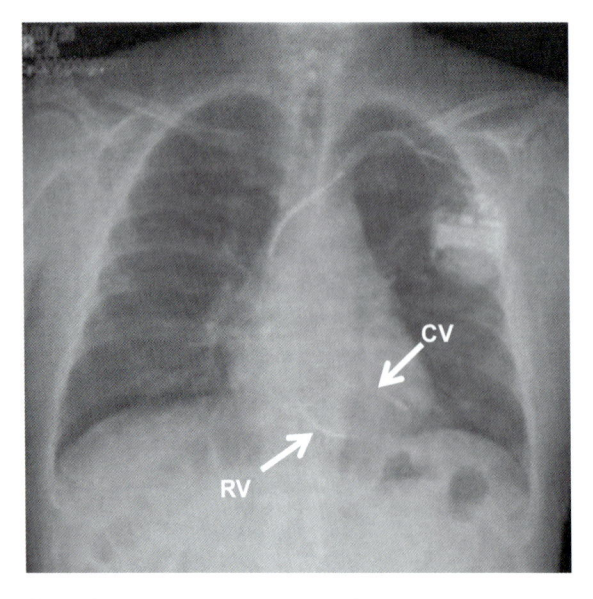

【図4】CRT患者の胸部X線写真
右室（RV）および冠静脈（CV）にペースメーカーリードが留置されている。

3　心房中隔欠損で聴かれた往復雑音？

62歳，女性。20歳のときに初めて心雑音を指摘された。入院精査の結果，心房中隔欠損の診断を受け，手術を勧められたが，自覚症状がないため拒否した。数年前から労作時の息切れを自覚するようになり，徐々に増悪するため受診。聴診所見では第3肋間胸骨左縁に2/6の駆出性収縮期雑音，同部に2/6の高調な漸減性の拡張早期雑音を聴取する。雑音の頸部や鎖骨部への放散はなく，Ⅱ音の分裂はない。胸骨左縁に抬起性の傍胸骨拍動を触れる。心尖拍動を正中より12cmに触れる。

身長155cm，体重58kg。血圧116/70mmHg，脈拍80/分，整。

Q1　病態の認識として正しいのは？
1. 肺高血圧をきたしている
2. 心房中隔欠損は手術適応の可能性が高い
3. 左房圧は高い
4. 心尖拍動は左室の可能性が高い

Q2　拡張期雑音について正しいのは？
1. 大動脈弁逆流を反映している
2. 右房—左房シャントを反映している
3. 大動脈—肺動脈シャントを反映している
4. 肺高血圧を反映している

第3肋間胸骨左縁

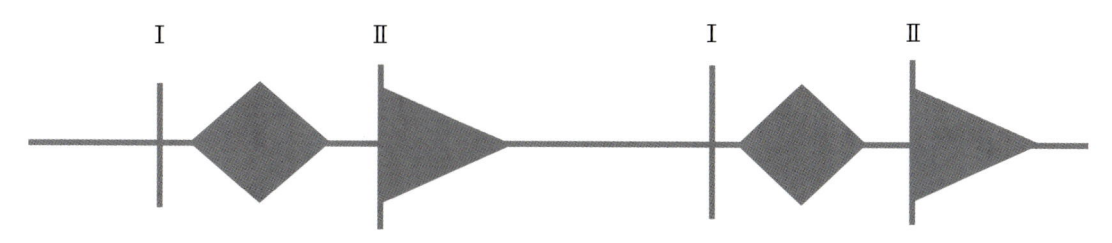

【図5】心音のイメージ
駆出性収縮期雑音と高調な漸減性の拡張期雑音を聴取する。

> **解説**

　番外編も本症例で最後，もう一息頑張ろう！　先天性心疾患と聞いてそれだけで逃げ出したくなってしまう人もいるだろう．しかし，ここは落ち着いて，心房中隔欠損の存在はわかっているのだから．

　62歳の女性，42年前に心房中隔欠損の診断を受けており，当時すでに手術適応ありとされたわけだから，症状はなかったかもしれないが，それなりの短絡量があったのだろう．そして最近になって徐々に息切れが出てきた．これは先天性心疾患で肺高血圧を合併したときの典型的な経過だ．それに符合するように傍胸骨拍動を認める．心房中隔欠損で肺高血圧の合併という病態がわかればできたも同然だ．肺高血圧では肺動脈弁逆流をしばしば合併する．このときの肺動脈弁逆流の雑音は，高い肺動脈圧を反映して大動脈弁逆流に似た高調な雑音を呈する．これを Graham Steell 雑音と呼ぶ．高調な往復雑音と聞いて大動脈弁狭窄兼逆流を思い浮かべるかもしれないが，Graham Steell 雑音を忘れないようにしたい．

> **解答**

A1　病態の認識として正しいのは？

1．肺高血圧をきたしている　……………………………………………… ○ 2点
　長い心房中隔欠損の経過，傍胸骨拍動，Graham Steell 雑音から肺高血圧が強く疑われる．

2．心房中隔欠損は手術適応の可能性が高い……………………………… △ 1点
　心房中隔欠損に限らず，先天性短絡性心疾患で高度の肺高血圧をきたすと手術適応はなくなってしまう．本症例では肺高血圧の程度やその可逆性を検討する必要があり，手術適応が「ない」とはいえないが，かといって「あり」と即断はできない．

3．左房圧は高い………………………………………………………………… × 0点
　肺高血圧の原因で，最も臨床上遭遇する機会が多いのはうっ血性心不全である．うっ血性心不全では左房圧は上昇するが，先天性心疾患に肺高血圧が合併した場合は，通常，左房圧は上昇しない．

4．心尖拍動は左室の可能性が高い………………………………………… × 0点
　先天性短絡性心疾患で肺高血圧をきたしているので，右室の可能性も十分ある．

A2 拡張期雑音について正しいのは？

1．大動脈弁逆流を反映している ×0点

高調な往復雑音を聴取した場合，一般に大動脈弁狭窄兼逆流である頻度は高い。そのため，つい「往復雑音＝大動脈弁狭窄兼逆流」と早合点してしまうことがあるので要注意。本症例の拡張期雑音は肺高血圧による肺動脈弁逆流雑音である Graham Steell 雑音だ。

2．右房─左房シャントを反映している ×0点

心房中隔欠損では，相対的三尖弁狭窄を反映する拡張期のランブルを第4肋間胸骨左縁に聴取することがあるが，本症例では，拡張期の雑音の聴取部位は第3肋間胸骨左縁であり，かつ高調，漸減性であることから，心房中隔欠損のシャント血流を反映したものでなく，肺動脈弁逆流を反映した雑音と考えられる。

3．大動脈─肺動脈シャントを反映している ×0点

大血管レベルの短絡は本症例とは無関係だ。

4．肺高血圧を反映している ○2点

Graham Steell 雑音である。

本症例の一言

"往復雑音は PH もある"

日常診療で使える一言集

"昨日より手が冷たくなったら心拍出量は落ちている" —— p.6

"温かい手に末梢循環不全なし" —— p.10

"頸静脈は体位と呼吸で変わるへこむ拍動" —— p.12

"座位で内頸静脈が見えたら CVP20cmH$_2$O 以上" —— p.17

"頸静脈の収縮期陽性波は三尖弁逆流" —— p.22

"長く触れる脈は AS" —— p.24

"頸部に動脈拍動が見えたら AR を疑え" —— p.27

"臥位で正中から10cm左に心尖拍動を触ったら心拡大" —— p.32

"二峰性心尖拍動は心肥大" —— p.35

"傍胸骨拍動を触れたら肺高血圧" —— p.40

"Ⅰ音Ⅱ音はドキッ" —— p.45

"Af ＋巨大Ⅰ音＝ MS" —— p.51

"正常呼吸性分裂は吸気でドッキリ" —— p.56

"響くⅡ音は高血圧" —— p.58

"「ダッタカ」は肺高血圧を疑え" ─────────── p.62

"Ⅲ音は超正常か超異常" ─────────────── p.66

"Ⅳ音を聴いたら左室拡張障害あり" ─────── p.70

"老人の半分には雑音がある" ───────────── p.76

"Ⅲ音ないしランブルを伴うMRは重症" ───── p.80

"胸骨右縁の拡張期雑音は上行大動脈の拡大を疑え" ── p.84

"連続性雑音はⅡ音をまたぐ" ───────────── p.86

"往復雑音にshudderがあればASR" ──────── p.90

"Ⅰ音の大きな分裂は二尖弁を疑え" ──────── p.95

"Ⅱ音分裂の後半成分を聴け" ───────────── p.99

"往復雑音はPHもある" ────────────────── p.103

得点表

Q	視診，触診編 配点	得点	Q	心音編 配点	得点	Q	心雑音編 配点	得点	Q	番外編 配点	得点
1-1	3		1	3		1-1	2		1-1	2	
1-2	3		2-1	2		1-2	2		1-2	2	
2-1	2		2-2	2		2-1	2		2-1	2	
2-2	2		3-1	3		2-2	2		2-2	2	
3	2		3-2	2		3-1	2		3-1	2	
4-1	2		4	2		3-2	3		3-2	2	
4-2	3		5-1	2		4	2		計	12	
5-1	3		5-2	2		5-1	2				
5-2	3		6-1	2		5-2	2				
6	2		6-2	3		計	19				
7-1	2		7-1	3							
7-2	2		7-2	2							
8-1	2		計	28							
8-2	2										
9-1	2										
9-2	2										
10-1	2										
10-2	2										
計	41										

総計　　/100

点数評価

20点以下：あなたは現代医学教育の犠牲者です．同情します．古くさい間違った教科書は捨てて，ぜひこの本をもう一度読んでください．そしてベッドサイドで所見を取ってみてください．身体所見は面白い発見の連続です．

21～40点：そこそこです．この問題で成績が悪くても悲観しないでください．ぜひこの本をもう一度読んでください．ベッドサイドで所見を取ってみてください．身体所見は面白い発見の連続です．

41～60点：合格です．この問題で41点以上は立派です．点数が悪くても心配いりません．間違ったところを中心にぜひこの本をもう一度読んでください．

61～80点：すばらしい！　あなたは相当な身体所見のツウです．

81点以上：危ない！　あなたは循環器身体所見を知りすぎています．はっきり言ってオタクです．

索　引

数字

Ⅰ音	44, 56, 94
Ⅰ音の亢進	48, 50
Ⅰ音の分裂	69, 94
Ⅰ音を触れる	51
Ⅰ型	18
Ⅱ音	44, 56, 58, 74, 76, 88
Ⅱ音の減弱	74, 76
Ⅱ音の固定性分裂	62, 98
Ⅱ音の正常呼吸性分裂	54, 56, 98
Ⅱ音の病的呼吸性分裂	60, 61, 98
Ⅱ音の分裂	54, 98
Ⅱ音の分裂様式	60, 61, 98
Ⅱ音肺動脈成分	40
Ⅱ音をまたぐ	86, 88
Ⅱ型	18
ⅡA	54, 55, 56, 58, 99
ⅡP	54, 55, 56, 58
ⅡPの亢進	60, 62, 90, 98, 99
Ⅲ音	64, 65, 69, 79
Ⅲ音Ⅳ音3原則	68
Ⅲ型	18
Ⅳ音	35, 68, 69, 70
Ⅳ型	18
1,2ハ（ワントゥハ）	64
10cm	20, 30
50/50 murmur	74

外国語索引

<A>

A1	94, 95
aortic valve stenosis	24
AR	26, 88
AS	24
ASD	98
ASR	88, 90

<B>

BAV	96
biscuspid aortic valve	96
BNP	14

<C>

cardiac resynchronization therapy	100
central venous pressure	12
CHF	14, 20, 22
cold	18
concentric hypertrophy	36
constrictive pericarditis	65
coronary fistula	86
CP	65
CRT	100
CTR	35
CVP	12, 20

<D>

Dana Point	40
de Musset 徴候	27
double apical impulse	34
dry	18
dup	44
dyssynchrony	100

<E>

Ebstein 奇形	95
eccentric hypertrophy	36
Eisenmenger	62
ejection click	95
ejection sound	94
Ejection Systolic murmur	74
ES	94

\<F\>

fifty over fifty murmur	74
Forrester の分類	18
Frank-Starling の法則	4

\<G\>

Graham Steell 雑音	90, 102, 103

\<H\>

heaved	34
HHD	34
HIV	40
HOCM	27
hypertensive heart disease	34
hypertrophic obstructive cardiomyopathy	27

\<I\>

IVS	36

\<J\>

jugular venous pressure	12, 14
Jules Constant	64, 68, 74
JVP	12, 14, 20

\<K\>

Kussmaul 徴候	51

\<L\>

lateral edge	30, 31
left ventricular mass index	36
lub	44
LVID	36
LV mass	36
LVMI	36

\<M\>

M1	48, 94, 95
MS メロディー	48, 49, 50, 52

\<N\>

Nohria-Stevenson	18
non-responder	100

\<O\>

Ope 適の As	24
opening snap	48, 50, 64, 65
OS	48, 49, 50, 64, 65

\<P\>

P1	94, 95
PAH	40
pan-systolic murmur	78
parasternal impulse	38
paroxysmal nocturnal dyspnea	20
PCWP	18
PDA	86
pericardial knock sound	64, 65
PH	40
PMI	30, 31
PND	20, 22
point of maximal impulse	30, 31
presystolic murmur	49
PSM	49
PW	36

\<Q\>

QRS 幅	100

\<R\>

RAP	12
responder	100
right atrial pressure	12
right sided AR	82, 88, 90

\<S\>

sail sound	95
shudder	24, 88, 89, 90
sustained	34

\<T\>

T1	48, 94, 95
tricuspid opening snap	64
tumor plop	64, 65

\<V\>

v 波	20, 21
Valsalva 洞動脈瘤破裂	86

\<W\>

warm	18
wet	18

日本語索引

<あ>
アルコール多飲	14, 20

<い>
いっ水	8
遺伝性(PAH)	40
犬	52
飲酒	14

<う>
右脚ブロック	61, 95, 98, 99
右室	100
右室圧	38
右室拍動	38, 39
右心系拡大	30, 31
右心性ランブル	62
右心不全	99
うっ血性心不全	5, 8, 14, 20, 38, 40, 64
右房圧	12

<え>
遠心性肥大	36
塩分過剰摂取	14

<お>
往復雑音	88, 102, 103

<か>
外頸静脈	12
外食	14
ガイドライン	80
解離	96
乖離	10
拡張型心筋症	26, 27, 30, 32, 70
拡張期	44
拡張期雑音	82
拡張早期	64
拡張早期過剰心音	64, 65
拡張早期雑音	88, 90
拡張早期波	78, 83
拡張相肥大型心筋症	32
拡張末期	68
下肢静脈血栓	40
風邪	20
カテコラミン	6, 10
加齢	74
過労	14, 20
間欠性跛行	40
看護師	9
冠静脈	100
感染性心内膜炎	96
冠動脈ＣＴ	84
冠動脈瘻	86
肝拍動	39
感冒	14
陥凹	11, 12, 14

<き>
奇異性分裂	60, 61, 95, 98, 100
機能性雑音	74, 86
逆流分画	84
逆流弁口面積	84
逆流量	84
吸気時雑音増強	78
急激な利尿	10
求心性肥大	36
急速流入	64
仰臥位	15, 30, 34
胸部Ｘ線	14, 35
胸部単純ＣＴ	84
虚血性心筋症	32
虚血性心疾患	14, 30

<く>
クーラー	8
駆出音	50, 94, 96
駆出性収縮期雑音	32, 62, 74

<け>
経胸壁心エコー図	84
頸静脈圧	12, 14

頸静脈3原則	12	左室拡張期径	36
頸静脈の吸気時怒張	51	左室拡張障害	69, 70
頸静脈波	20	左室拡張末期圧	4
頸静脈拍動	12, 14, 20, 21, 51, 83	左室駆出率	80
経食道心エコー図	84, 96	左室後壁厚	36
頸動脈エコー	24	左室コンプライアンス	36
頸動脈拍動	5, 24, 26, 51, 79, 88	左室収縮力	26
競馬	8	左室心筋重量	36
血管外水分	10	左室肥大	34, 35, 36, 74, 90
血管内水分	10	左室流出路	74, 79
血行動態	4, 18	雑音	74
血流の再配分	4	雑音最強点	76
健康診断	64	左方偏位	36

<こ>

恋	8	左房圧	20, 102
降圧剤	58	左房拡大	30, 31
交感神経の緊張	8	左房収縮	34, 69
高血圧	34, 35, 58, 74, 75	左房粘液腫	48, 64, 65
高血圧性心臓病	34, 70	左房拍動	38, 39
膠原病	40	左房負荷	34, 35, 69
膠質浸透圧	10	サルコイドーシス	32
甲状腺機能亢進	26	三尖弁開放音	64
甲状腺機能低下症	8	三尖弁逆流	20, 39, 78, 79
広範前壁梗塞	26	三尖弁狭窄	103
高齢者	14	三尖弁成分（I音）	48

<し>

呼吸	60	シーソー雑音	88
呼吸器疾患	40	地獄で仏に会う	9
呼吸困難	18	示指	24
呼吸性変動	12, 14	師匠	24, 69
固定性分裂	60, 61, 98	指尖	4

<さ>

座位	15	湿性ラ音	8, 10, 18
最外側点	30, 31	自転車	68
最強拍動点	30, 31	斜位	15
細胞外血管外水分	10	若年健常者	64
左脚ブロック	61, 95, 98, 99, 100	ジャズ系	45
左室拡大	30, 31, 39	収縮期	44
		収縮期雑音	74, 76, 88

収縮期前方拍出量	26, 82		水面	20
収縮後期陽性波	20, 39, 78, 79		スキンシップ	5
収縮性心膜炎	51, 64, 65		スリル	78
手指	4, 5, 8, 10		スワンガンツカテーテル	18
手術適応	80, 102		<せ>	
手掌	38		正常呼吸性分裂	60, 61, 98
循環器医	17		生命の危機	8
上行大動脈	82, 84, 90, 95, 96		ゼロ点	20, 21
上行大動脈瘤	39		前収縮期雑音	48, 49, 50, 69
触診	24		先天性心疾患	40, 102
心陰影	35		前負荷	4, 8
心拡大	30, 35, 48, 80, 90		<そ>	
心胸郭比	35		臓器灌流	4, 10
心筋炎	69		相対的三尖弁狭窄	103
心筋梗塞	69		相対的肺動脈弁狭窄	62
心筋症	69		僧帽弁逸脱	80
心筋障害	69		僧帽弁開放音	48, 50, 64, 65
心筋肥大	69		僧帽弁逆流	26, 27, 30, 64, 76, 78, 79, 80, 88, 89
心係数	18		僧帽弁狭窄症	20, 27, 32, 48, 52, 64, 65, 79, 82
心室中隔欠損	62, 78, 79, 88		僧帽弁形成術	80
心室中隔厚	36		僧帽弁成分（Ⅰ音）	48
心室ペーシング	61		塞栓症	24, 40
振戦	24, 88		<た>	
心尖拍動	30, 34, 36, 51, 74, 78, 90, 102		体位	12
心尖部	54, 55, 61, 64, 66, 68, 76		抬起的心尖拍動	34, 35, 36
心臓再同期療法	100		抬起的拍動	38
心電図	14, 70, 98, 100		第3肋間胸骨右縁	54, 55, 66, 82
心拍出量	4, 8, 10, 18		第3肋間胸骨左縁	54, 55, 60, 66, 86, 103
振幅	26		大動脈駆出音	94, 95
心不全	4, 8, 18		大動脈二尖弁	94, 95, 96
心房細動	48, 49, 80		大動脈の拡大	58, 90
心房収縮	34, 35, 68		大動脈拍動	38, 39
心房中隔欠損	48, 61, 62, 64, 82, 102, 103		大動脈弁逆流	26, 27, 30, 32, 82, 83, 88, 89, 96, 102, 103
心膜ノック音	64, 65		大動脈弁狭窄	24, 26, 32, 74, 75, 76, 83, 89, 94, 96
<す>			大動脈弁狭窄兼逆流	88, 89, 103
垂直距離	14, 16			
水分過剰	10, 14			

大動脈弁硬化症	75
第2肋間胸骨左縁	86
大脈	27
第4肋間胸骨左縁	54, 55, 66, 86, 103
第4肋間中腋窩線	20
ダッタカ	60
タッタタルー	48, 49
ダッタハ	64
ダッルタ	98
短絡量	102

<ち>

遅脈	24
中指	24
中心静脈圧	12
陳旧性心筋梗塞	70

<て>

低アルブミン血症	10
低音	66, 68
低血圧	5
低心拍出量	5, 8, 18, 51

<と>

糖尿病	14
動脈管開存(症)	27, 86
動脈硬化	74
ドキ	44
特発性(PAH)	40
ドッキリ	56
トロポニン	14

<な>

内頸静脈	12
波	20

<に>

二次性心筋症	30, 32
二峰性頸動脈拍動	83
二峰性心尖拍動	34, 35, 36, 90
二峰性脈	27

<は>

ハ1, 2	68
肺うっ血	4, 18
肺高血圧	38, 39, 51, 60, 62, 80, 90, 99, 102
肺水腫	10
肺塞栓(症)	38, 40, 61, 98
肺動脈楔入圧	18
肺動脈駆出音	94, 95
肺動脈性PH	40
肺動脈拍動	38, 39
肺動脈弁逆流	82, 90, 102, 103
肺動脈弁狭窄	38, 74, 76
肺動脈弁狭窄兼逆流	88, 89
ハダッタ	68
速さ	26
半月弁	44
汎収縮期雑音	62, 73, 75, 78, 79

<ひ>

冷え症	5, 8
肥大型心筋症	27, 70
肥大型閉塞性心筋症	27, 74, 79
左側臥位	34, 66, 68, 83
非同期性	100
皮膚温	4
ヒューマンリレーションシップ	5
病的呼吸性分裂	60, 61, 98, 99
疲労倦怠感	5

<ふ>

ファブリー病	32
不安	9
夫婦げんか	8
浮腫	8, 10
不全心	4
フタッタタルー	48, 49
プラーク	24
ブランコ雑音	88
分裂間隔	61

分裂様式	60, 61		<や>	
	<へ>	夜間発作性呼吸困難	18, 20
ペーシングリード	100	薬物／毒物誘発性（PAH）	40
ベッドサイド	18	やさしさ	9
	<ほ>		<ゆ>	
傍胸骨拍動	38, 51, 90, 95, 102	有響性Ⅱ音	58
房室弁	44		<ら>	
補液	4	ラップ系	45
ボーリング	52	ランブル	32, 48, 49, 50, 78, 79, 80, 103
	<ま>		<り>	
枕法	20	利尿剤	5, 6, 8, 10
末梢循環	4, 8		<れ>	
末梢臓器	4	冷感	5, 8
末梢の冷感	5	レイノー現象	8
末梢皮膚温	5	連続性雑音	86, 88
万馬券	8		<ろ>	
	<み>	老人性雑音	74, 76
脈圧の低下	5			
	<む>			
無症候性心筋虚血	14			

著者紹介

室生　卓
　　倫生会みどり病院院長
　　大阪市立大学大学院客員准教授，同非常勤講師

　　2003年より『循環器 physical examination 講習会』事務局を務める
　　2006年より『聴診のススメ』事務局を務める
　　その他　全国各地で循環器身体所見の講演，講義を行っている

General Physician
循環器診察力腕試し　達人の極意，マスター！

2012年9月1日　第1版第1刷発行
2013年8月20日　第1版第4刷発行

著　者	室生　卓　MURO, Takashi	
発行者	市井輝和	
発行所	株式会社 金芳堂	
	〒606-8425 京都市左京区鹿ヶ谷西寺ノ前町34番地	
	振替　01030-1-15605	
	電話　075-751-1111(代)	
	http://www.kinpodo-pub.co.jp/	
組　版	株式会社 群企画	
印　刷	株式会社 サンエムカラー	
製　本	有限会社 清水製本所	

ⓒ 室生　卓, 2012
落丁・乱丁は直接弊社へお送りください．お取替え致します．

Printed in Japan
ISBN978-4-7653-1533-3

JCOPY ＜(社)出版者著作権管理機構　委託出版物＞

本書の無断複写は著作権法上での例外を除き禁じられています．複写される場合は，そのつど事前に，(社)出版者著作権管理機構(電話 03-3513-6969，FAX 03-3513-6979，e-mail: info@jcopy.or.jp)の許諾を得てください．

●本書のコピー，スキャン，デジタル化等の無断複製は著作権法上での例外を除き禁じられています．本書を代行業者等の第三者に依頼してスキャンやデジタル化することは，たとえ個人や家庭内の利用でも著作権法違反です．